QUAND UNE CRISE EST PORTEUSE D'INNOVATIONS

Logiques économiques

Collection dirigée par Marie-Claude Esposito

La collection regroupe désormais « Logiques économiques » fondée par Gérard Duthil et « Questions économiques » fondée par Xavier Richet †, sous la direction de Marie-Claude Esposito. Elle couvre tous les domaines de l'économie au sens large (macroéconomie, microéconomie, finance, stratégie d'entreprise, ressources humaines, etc…) et publie également des ouvrages qui s'efforcent de répondre aux grandes questions actuelles. Elle s'adresse aux universitaires, aux étudiants, aux professionnels de l'entreprise et aux lecteurs intéressés par les bouleversements économiques du monde contemporain en pleine mutation.

Dernières parutions

Jean-Luc BAILLY, *Revenu, travail et monnaie. De la genèse du capitalisme*, 2024.
Patrick THOUROT, *L'État face aux risques, De la crise à la gestion prévisionnelle*, 2023.
Christine GALAVIELLE, *La finance : un prisme fragile. Des visions changeantes*, 2017.
Claire EL MOUDDEN, *Redistribution équitable et régimes de retraite*, 2006.
Gérard DUTHIL, *Economie du travail et des ressources humaines*, 2004.
TRUTOS-PETERSON Claudia, *L'émergence de l'arbitrage commercial interna-tional en Amérique latine : l'éfficacité de son droit*, 2003.
DIEBOLT C., ESCUDIER J-L., *La croissance économique dans le long terme*, 2002.
MAHIEU François-Régis, *Ethique économique. Fondements anthropologiques*, 2001.

Sous la direction de
Ghislaine Pellat et Tawfiq Rkibi

QUAND UNE CRISE EST PORTEUSE D'INNOVATIONS

COMMENT LES TERRITOIRES, LES CITOYENS ET LES ENTREPRISES S'APPROPRIENT L'EUROPE

L'Harmattan

À la mémoire de Xavier Richet

5-7, rue de l'École polytechnique, 75005 Paris

www.harmattan.fr
978-2-336-46337-7
9782336463377

SOMMAIRE

INTRODUCTION

Pellat Ghislaine
Université Grenoble Alpes
Rkibi Tawfiq
Universidade Europeia de Lisbonne

Cet ouvrage collectif, d'un ensemble de deux, intitulés respectivement « Les leçons d'une crise » et « Quand une crise est porteuse d'innovations » est issu d'une conférence organisée à Porto, résultat d'une collaboration entre l'Université Européenne de Lisbonne, l'IPAM de Porto et le réseau de chercheurs européens ERECO-PGV - #European #Research #Community dont l'activité permet l'organisation d'une conférence scientifique internationale annuelle depuis bientôt trois décennies et qui touchent à des problématiques européennes.

À l'heure de la rédaction de ces deux ouvrages, les populations européennes vivent un amalgame de crises qui se croisent sur leurs territoires, alors que l'état des entreprises en Europe tend vers la satisfaction. Comment l'Europe est-elle parvenue à surmonter la crise sanitaire issue de la Covid-19 avec succès ? L'expérience dérivée de la crise sanitaire a-t-elle préparé ces mêmes acteurs à réagir à d'autres crises d'ordre politique ou économique ? Si ledit ouvrage n'a pas la prétention d'être prédictif, il permet en revanche, grâce à des travaux de chercheurs européens, de mettre en exergue des expériences d'évolutions plus ou moins abouties. Le fil directeur de ces travaux est de montrer que les trois acteurs, que sont les territoires, les individus et les entreprises, ont fait preuve d'agilité pour s'adapter. On peut d'ores et déjà s'interroger sur les différents témoignages et analyses, pour savoir s'ils permettent d'anticiper les adaptations futures qui s'annoncent avec les conflits armés, les tiraillements politiques et les enjeux climatiques dont les conséquences sont ou effectives ou attendus à brève échéance. Ce recueil de textes a pour but d'illustrer les adaptations mises en œuvre, leurs modalités, ainsi que les réactions des individus concernées par ces changements.

Des différentes contributions, les questionnements semblent être plus importants encore, d'autant plus que les incertitudes qui règnent sur les devenirs des espaces régionaux deviennent plus pressantes. Car, finalement et à l'issue de la COVID-19, quels futurs envisageons-nous ? Que retiendra l'Europe de cette crise pour organiser le futur des acteurs, des entreprises et des territoires ? Quels modèles émergent-ils de cette crise systémique ? Les États d'urgence remettraient-ils en cause l'Etat de droit et réduiraient-ils les libertés dans certains pays ? Que dire des politiques communautaires et de celles de la Banque Centrale Européenne (BCE) en matière de déficit budgétaire des États-membres ainsi que de la mutualisation de la dette et des taux d'intérêt associés ? Le monde de demain sera-t-il largement influencé par l'usage des outils associés au monde digital ? Que retiendront les politiques de santé et les pratiques médicales de ces expériences ? Autant de questions que les travaux, ici considérés, ont eu le mérite de soulever, même s'ils n'y ont pas répondu en totalité.

2020 et 2021 ont été deux années qui ont vu la pandémie Covid-19 s'installer dans le monde entier, provoquant une crise sanitaire mondiale. Les phénomènes associés à cette perturbation majeure ont inspiré les auteurs de ce livre et dont chacune des contributions, ici proposées, retrace une facette des évolutions qui ont été engagées par la contrainte et les tendances qui avoir une influence sur notre futur de chercheurs, d'enseignants, de citoyens, d'entreprises ou, encore, de territoires.

Ce recueil a l'avantage d'analyser l'effet contextuel sur l'ensemble des acteurs et des systèmes, permettant, ultérieurement, aux niveaux des territoires, des citoyens et des entreprises, de pouvoir le comparer au devenir que nous réservent les nouvelles réalités issues de cette crise.

La Covid-19 a imposé un confinement des activités et des personnes en un lieu donné tout en sollicitant celles qui sont régulièrement exercées, à perdurer. Cette crise a également inscrit l'émergence de la technologie digitale en tant qu'outil principal du changement à l'échelle mondiale, affectant aussi bien les citoyens que les structures organisationnelles des territoires.

La grande majorité des communications ici présentées mentionnent l'interférence de l'outil digital au niveau du e-commerce, du télétravail, de l'enseignement à distance, de la télémédecine ou de l'analyse des comportements à partir de plateformes de données en lien avec les utilisateurs.

Des modélisations de la situation sont proposées afin de révéler ce que la littérature sur les crises en économie a pu mettre en évidence pour permettre d'en maîtriser les issues. Les bibliographies exhaustives recommandent que les structures affectées par ces mêmes crises soient à la fois souples, adaptatives et réactives. La réalité a toutefois montré que ce n'était pas toujours le cas dans les pays européens qui, dans leurs économies mondialisées, avaient perdu la maîtrise de leurs approvisionnements dans le domaine médical et dans de nombreux ravitaillements en produits sensibles. À cela, il faut ajouter la répercussion de la pandémie sur l'administration, avec des analyses qui suggèrent des ralentissements dans le processus de planification dans certaines organisations publiques. Les auteurs comparent également la satisfaction des citoyens européens en fonction des pays et mentionnent que la vague de Covid 19 qui a fait basculer de l'insatisfaction à la satisfaction se situe au niveau de la cinquième vague à un moment où l'Europe a souhaité une coopération au profit de l'ensemble de ses citoyens, à l'échelle de ses 27 pays membres. Etre préparé à réagir à un changement majeur relève de la formation des citoyens. À ce titre, l'Université semble avoir un rôle majeur à jouer. En Italie tout comme en Roumanie, les contributions insistent pour que les universités voient évoluer leurs objectifs : sortir de l'individualisme et évoluer vers une attitude européenne de collaboration, éduquer à la coopération plutôt qu'à la réussite individuelle, dépasser la simple transmission des connaissances pour aborder les savoir-être entre les cultures.

Par ailleurs, cinq études menées dans quatre pays différents constituent des illustrations aux expériences vécues durant cette période pandémique. La Slovaquie propose deux situations, l'une relative aux compétences digitales des salariés et l'autre en rapport avec les comportements d'achat des consommateurs. Pour sa part, le Portugal met en évidence une situation de commercialisation favorisée par la crise à travers une nouvelle solution bancaire proposée à des clients à distance, les résultats s'avérant très positifs. La France, à son tour, explique les évolutions dont ont fait preuve les accompagnants de créateurs d'entreprise afin de maintenir le taux de création attendu ainsi que le niveau de viabilité de ces initiatives. La Pologne, en ce qui la concerne, démontre le rôle du client dans la capacité à produire de l'innovation et à l'adopter dans ce contexte changeant.

De l'ensemble des situations observées, il ressort que la technologie digitale a provoqué un changement majeur, que l'organisation habituelle a été modifiée et s'est plus ou moins adaptée selon sa capacité à être flexible et agile. Les cas étudiés lors des enquêtes ont montré que le manque de compétences digitales était d'autant plus important quand le niveau socio-culturel est bas ou lorsque l'âge des participants est élevé. Les consommateurs conservent dans leurs comportements futurs l'accès aux outils du e-commerce ou de la livraison à domicile, surtout lorsqu'ils habitent dans des grandes villes et que leur niveau culturel est élevé. L'opportunité de dialoguer avec les clients à distance afin de leur proposer de nouvelles solutions a été utilisée positivement par une banque, augmentant ainsi la confiance des clients en cette organisation. Puisque le doute est un corollaire omniprésent chez les jeunes créateurs d'entreprises, un accompagnement plus individualisé et renforcé en fréquence a été mis en place dans le cadre de l'expérience française. Les canaux commerciaux habituels étant revisités, de nouvelles solutions ont rapidement été adoptées par les clients et les structures commerciales y ont répondu simultanément.

Ces évolutions constatées étaient toutes en latence avant la crise et les tendances d'usage évoluaient régulièrement, mais à des rythmes différents selon les pays, ou encore en fonction des incitations juridiques ou fiscales. Avec la Covid-19, ces tendances sont devenues des pratiques qui se projettent dans le temps pour moduler le futur. Il convient de souligner l'importance de la composante humaine dans la réussite de l'adaptation à ces situations nouvelles de mise à distance, souvent assorties d'un cadre de références perturbées.

Toutefois et au moment de la sortie de cet ouvrage, il semble que les pratiques initiales tentent à renouer avec le *statu quo* en revenant aux routines de l'avant Covid. C'est le cas notamment des salons professionnels qui, malgré une baisse de participation estimée entre 15 à 20 %, retrouvent à la fois leurs exposants et leurs clients, sachant que ces derniers délèguent désormais une partie de leurs activités aux outils du digital. Il n'en demeure pas moins que demain verra plusieurs changements, tel que celui qui est associé à la protection de la planète qui obligera et induira, nous le supposons, des changements de comportements et des modifications très conséquentes dans le moyen et long terme.

TELEMEDECINE : AIDE NUMERIQUE POUR UN MODELE DE SANTE INNOVANT

Calvo, Elisabetta,
Laboratoire Athena (Italie)
Evaluatrice certifiée systèmes de gestion de la qualité
Alpi, Dante
Laboratoire Athena (Italie), médecin généraliste
Terenziani, Pamela
Laboratoire Athéna (Italie)
Opératrice financière

Abstract
The COVID-19 pandemic has had a profound impact on health management and Telemedicine has seen an exponential surge in its evolution and deployment. In Europe and Italy, Health Systems have increased the availability of access to virtual patient care and health centres have implemented digital solutions that can provide total security for both patients and health professionals. As a result, an evolutionary process has been activated which from traditional medicine leads to integration with digital medicine, in order to improve the effectiveness and efficiency of health care.

Résumé
La pandémie de COVID-19 a eu des conséquences profondes sur la gestion de la santé et la Télémédecine a connu une poussée exponentielle dans son évolution et son déploiement. En Europe et en Italie, les Systèmes Sanitaires ont augmenté la disponibilité de l'accès à l'utilisation virtuelle des soins aux patients et les centres de santé ont mis en place des solutions numériques qui

peuvent mettre en totale sécurité à la fois les patients et les professionnels de santé. Pour donner suite à cela, un processus d'évolution a été activé qui de la médecine traditionnelle conduit à l'intégration avec la médecine numérique, afin d'améliorer l'efficacité et l'efficience de l'assistance sanitaire.

JEL Classification : **Io10; Io11; Io12; Io14; Io15; I18; i31; i31**
Keywords: **telemedicine, eHealth, coronavirus, primary care, internet of things, artificial intelligence (AI)**
Mots clés : **télémédecine, eHealth, coronavirus, soins primaires, internet des objets, intelligence artificielle (IA)**

INTRODUCTION

La pandémie de COVID-19 a eu de profondes conséquences dans la gestion de la santé et la télémédecine a subi une poussée exponentielle dans son évolution et sa diffusion.

En Europe et en Italie, les Systèmes de Santé ont augmenté la disponibilité de l'accès à l'utilisation virtuelle des soins aux patients et les centres médicaux ont mis en œuvre des solutions numériques qui pourraient renforcer la sécurité des patients et des professionnels de santé. Pour donner suite à cela, un processus d'évolution a été activé qui est en train de mener à l'intégration de la médecine numérique avec la médecine traditionnelle, afin d'améliorer l'efficacité et l'efficience des soins de santé. Le terme télémédecine désigne le projet de soins médicaux visant à faciliter l'utilisation des traitements, des services de diagnostic et des consultations médicales à distance, ce qui peut concerner à la fois la relation médecin-patient et la relation entre les professionnels de santé. La croissance de « Internet des objets » (IoT) est un autre facteur de développement de la Télémédecine, avec la possibilité d'élargir les applications qui ne sont probablement que partiellement imaginables pour le moment. Les plateformes de télémédecine sont capables de réduire le coût des soins médicaux grâce à une plus grande efficacité, tout en améliorant la qualité des soins. Cet article vise à analyser, à travers l'étude de différentes expériences et publications, le développement de la télémédecine.

CONSEQUENCES DE LA PANDEMIE SUR L'ACCES AUX SOINS

La pandémie de COVID-19, à partir de son officialisation par l'OMS le 11 mars 2020, a officiellement causé, au moment de la rédaction de cet article, plus de 3.813.393 décès dans le monde[1].

Cependant, malgré l'attention initiale accordée à la mortalité directe due à la pandémie, de plus en plus de preuves concentrent l'attention sur la mortalité indirecte attribuable au manque de disponibilité des services de santé et au manque d'observance des traitements, si bien qu'au cours de la période mars-avril 2020, l'augmentation des décès non liés à la pandémie de COVID-19 a été estimée à 50 % dans certaines régions d'Europe (tableau 1).

---

[1] Mauro Torresi, « Statistiche vaccini coronavirus in Italia », Https://statistichecoronavirus.it/coronavirus-italia/vaccini/, **dernier** accès le 13/06//2021.

Tableau 1. Décès en excès pour 100 000 habitants, mars-avril 2020.

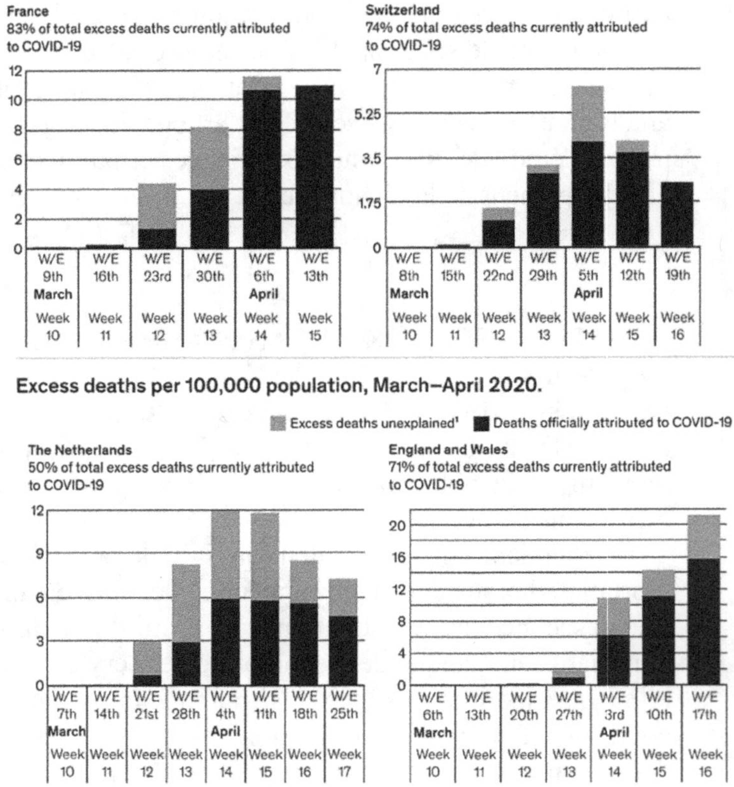

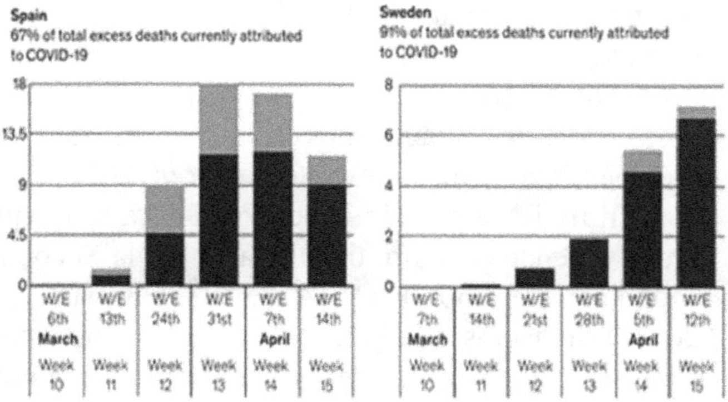

Source : *Understanding-and-managing-the-hidden-health-crisis-of-COVID-19-in-Europe, McKinsey 2020.*

La pandémie de COVID-19, en plus d'avoir causé des problèmes d'accès aux soins pour les patients Covid, a également eu de graves conséquences pour les patients souffrant d'autres maladies[2].

En Angleterre uniquement pour la pathologie associée à l'oncologie, en raison du manque de diagnostics et de traitements en temps utile, 18 000 décès supplémentaires sont attendus pour l'année suivante. L'accès aux urgences relatives aux cardiopathies ischémiques a été réduit de moitié durant la période du 20 mars au 20 avril 2020. En France, entre janvier et avril 2020, les Médecins Généralistes ont réduit leur activité de 44 % et les spécialistes en médecine ambulatoire de 71 % (Colclough *et al*, 2020).

Une analyse récente des données disponibles sur 20 pays, dont l'Italie, a mis en évidence une baisse globale des

[2] Allison, Marin, Telemedicine takes center stage in the era of COVID-19, <https://www.science.org/content/article/telemedicine-takes-center-stage-era-covid-19>, consulté le 4 mai 2021

prestations sanitaires de 37 %, dans le cadre des consultations externes
(- 42 %) et dans une moindre incidence, les hospitalisations (- 28 %), les diagnostics (-31 %) et les traitements thérapeutiques (-30 %) (Moynihan *et al,* 2021).

En Italie, la pandémie de Covid-19 a provoqué la plus grave urgence sanitaire depuis la fin de la Seconde Guerre Mondiale. Le rapport IQVIA Italie [3], basé sur les données de 900 Médecins Généralistes et 450 Oncohématologues, a analysé les statistiques relatives aux pathologies respiratoires (BPCO, asthme), cardiovasculaires (fibrillation auriculaire, insuffisance cardiaque, hypertension artérielle), métaboliques (diabète sucré) et onco-hématologiques.

En comparant l'année 2020 à 2019, les données disponibles montrent qu'en l'espace d'un an, en ce qui concerne les actes de soin de première urgence, le taux des diagnostics a constaté une baisse de 13 % soit (- 613000) cas et le taux d'administration de traitements pour de nouvelles cas de maladies a baissé de 10 %, soit 350000 cas en moins. L'incidence dans le cadre des consultations de spécialité a subi une baisse encore plus importante avec une diminution des visites de 31 %, soit 2.230.000 visites en moins. C'est le secteur du diagnostic qui a subi une baisse moins importante avec une réduction des examens de 23 %, soit 2 860 000 diagnostics en moins. L'oncologie n'est pas de reste puisqu'il est constaté une réduction de 30000 nouveaux

---

[3] IQVIA, Osservatorio sull'impatto della pandemia COVID-19 sull'accesso alle cure <https://www.farmindustria.it/app/uploads/2021/03/Osservatorio-IQVIA-sullimpatto-pandemia-sullaccesso-alle-cure_Marzo-2021.pdf>, consutlé le 4 mai 2021

diagnostics en 2020 par rapport à 2019, à la suite de la baisse des dépistages du cancer du sein (- 9 %) et du cancer du côlon (-14 %). Parallèlement, une diminution de 13 % des premiers traitements oncologiques est constaté avec 18 000 patients concernés ainsi que 18 % d'interventions chirurgicales oncologiques en moins qui concernent 9 000 patients. Les admissions en chimiothérapies oncologiques ont-elles aussi diminuées et concernent 5000 patients soit un taux de diminution de 16% entre les deux années.

LA TELEMEDECINE, LE NOUVEAU PARADIGME DE L'ASSISTANCE SANITAIRE

La pandémie a conduit à une accélération importante du développement et de la diffusion de l'assistance sanitaire numérique (santé numérique / e-Health / digital health) avec le double objectif de limiter la diffusion du virus et de maintenir des niveaux d'assistance adéquats pour la population. Les principaux domaines technologiques de l'eHealth sont actuellement identifiables[4]

---

[4] eHealth Blog, Salute Digital (2020). <https://www.blogsalutedigitale.it/ehealth>, consulté le 22 mars 2024

Tableau 2. Les principaux domaines technologiques de l'e-Health

Les principaux domaines technologiques de l'e-Health	**Télémédecine (télé-visite, télé-diagnostic, télé-assistance, téléconsultation, télé-chirurgie, etc.).**
	Informations sanitaire en ligne (sur le Web, les médias sociaux, etc.).
	Dossier médical électronique (electronic health record), e-Prescription, etc.).
	Téléassistance médicale pour les situations d'urgence.
	Digital wellbeing (technologies numériques pour le bien-être personnel et pour la prévention chez les personnes en bonne santé).
	Dispositifs mobiles et portables (m-health).
	Robotique médicale et prothétique avancée.
	Diagnostics avancés assistés par l'intelligence artificielle et les algorithmes Big Data.
	Médicaments numériques ou pilules numériques (qui associent des médicaments aux micro-capteurs intégrés).
	Thérapies numériques (Digital Therapeutics ou DTx).

Source : *Synthèse élaborée par les auteurs à partir du blog salutedigitale.it*

La Commission européenne, le 9 mars 2021, a accepté le programme pour la décennie du numérique 2021-2030, identifiant les objectifs spécifiques à atteindre dans la perspective de NextGenerationEu[5]. La Commission fait une référence précise à la télémédecine :

La pandémie de COVID-19 a montré le potentiel et a ouvert la voie à l'utilisation généralisée de solutions innovantes de télémédecine, d'assistance à distance et de robotique pour protéger le personnel médical et aider les patients à être assistés à distance à leur domicile.

Une exigence fondamentale pour la diffusion harmonieuse et sécuritaire de ces nouvelles technologies est représentée par la mise en œuvre de règles partagées par les différents États de l'Union Européenne (UE), ne pouvant déléguer

[5] Unione Europea, Un impegno che diventa realtà (2021) <https://europa.eu/next-generation-eu/index_it> , consulté le 22 mars 2024

cette fonction à des projets d'organismes privés ou d'établissements de santé individuels.

L'Organisation Mondiale de la Santé (OMS), dans ses lignes directrices de 2019 (“ Recommendations on digital interventions for health system strengthening ”), a souligné la fonction que l'e-Health peut assumer pour permettre des soins de santé universels. Selon l'OMS, la télémédecine a un rôle fondamental pour accroître l'efficacité et l'efficience de la santé au niveau international dans le contexte de l'optimisation de l'assistance sanitaire. L'objectif de la Télémédecine est de soutenir le système de santé en facilitant l'intégration de nouveaux canaux de communication et de technologies innovantes, utilisables quelle que soit la localisation géographique des utilisateurs.

Selon l'OMS, la télémédecine peut être décrite comme : « La fourniture de soins et d'assistance, dans les situations où la distance est un facteur déterminant, par tout professionnel de santé grâce à l'utilisation des technologies de l'information et de la communication pour l'échange d'informations utiles pour le diagnostic, le traitement et la prévention des maladies et des traumatismes, pour la recherche et l'évaluation et pour la formation continue du personnel de la santé, dans l'intérêt de la santé de l'individu et de la communauté »

Comme le stipule le tableau 3, elle peut être divisée en trois macro-catégories, à associer selon la situation.

Tableau 3. Les macro-catégories de la télémédecine.

Suivi à distance	Suivi à distance grâce à l'utilisation de dispositifs mobiles et de plates-formes pour effectuer des tests médicaux de routine, communiquant les résultats aux professionnels de la santé en temps réel et, potentiellement, avec des réponses automatisées préprogrammées.
Stockage et transfert d'applications	Semblables aux applications de suivi à distance, mais utilisés pour les données cliniques moins sensibles au temps, avec un délai entre la transmission et la réponse.
Télémédecine interactive (en temps réel)	Qui implique une communication directe et synchrone entre les professionnels de santé et les patients.

Source : Cravo Oliveira Hashiguchi T, 2020

En plus de la gestion des criticités apparues lors de l'urgence sanitaire de Covid-19, la télémédecine émerge de plus en plus afin de donner la possibilité de permettre aux patients chroniques et/ou fragiles de poursuivre le suivi clinico- thérapeutique, sans avoir besoin de se déplacer dans les lieux interdits du fait de la situation sanitaire particulière. La télémédecine peut avoir plusieurs objectifs de santé comme l'indique le tableau 4.

Tableau 4. Finalités sanitaires de la Télémédecine.

Prévention secondaire	Services sanitaires destinés aux patients avec des facteurs de risque pour la santé ou des maladies chroniques déjà en cours, qui nécessitent une surveillance continue des paramètres cliniques afin de prévenir l'apparition de complications (par exemple, diabète sucré, maladies cardiovasculaires).
Diagnostic	Services qui permettent de déplacer les informations diagnostiques à la place du patient, afin de compléter ou d'approfondir le diagnostic en présentiel (par exemple les examens du spécialiste au cabinet du médecin généraliste, à la pharmacie ou directement au domicile du patient).
Soin	Services destinés à la planification thérapeutique des patients avec un diagnostic défini et des services de téléchirurgie.
Rééducation	Services de rééducation à fournir au patient à son domicile ou dans les établissements de soins qui l'accueillent.
Suivi	Follow-up des paramètres vitaux du patient à domicile, dans les établissements de santé, les pharmacies, etc.).

Source : *Synthèse réalisée par les auteurs, 2021*

Par rapport aux services en présentiel, la télémédecine présente des avantages, notamment en présence de distance et de handicap, avec la possibilité pour les personnes vulnérables de ne pas s'exposer à des risques infectieux dans les lieux où les services de santé sont fournis. L'optimisation du temps est un autre avantage de la Télémédecine et, à titre indicatif aux États-Unis, il a été calculé que pour se rendre à un rendez-vous chez le médecin, il faut 2 heures pour ensuite bénéficier de 20 minutes de visite réelle, utilisant le reste du temps pour le trajet et la salle d'attente[6].

[6] Malta Alessio, CoViD-19 e la riscoperta della telemedicina, <https://www.recentiprogressi.it/archivio/3525/articoli/35115/> , consulté le 22 mars 2024

Tableau 5. Description des principaux avantages de la télémédecine pour chaque catégorie (SSN, médecins, patients) impliquée.

AVANTAGES DE LA TELEMEDECINE		
SYSTEME SANITAIRE NATIONAL	MEDECINS	PATIENTS
1) Amélioration des résultats cliniques, 2) Une meilleure adéquation des interventions fournies, 3) Rationalisation de la prestation des services, 4) Réduction des travaux administratifs inutiles, 5) Réduction du nombre d'hospitalisations, 6) Réduction du nombre total de jours d'hospitalisation, 7) Moins de déplacements au profit d'un plus grand nombre de patients examinés, 8) Possibilité de screening préalable des patients, 9) Amélioration qualitative et quantitative du suivi des patients 10) Résolution des problèmes logistiques dans les recherches multicentriques, 11) Réduction des coûts d'assistance 12) Atteindre les patients même à des distances considérables avec une diminution des inconvénients pour de nombreux sujets pour lesquels l'alternative est l'hospitalisation.	1) Accès rapide aux consultations spécialisées, 2) Opportunité de formations continues, rapides et qualifiées, 3) Réduction des visites à domicile 4) Plus grande responsabilité du médecin afin d'améliorer la qualité du service.	1) Une plus grande possibilité d'accès à la médecine spécialisée, 2) Accélération de la phase diagnostique et des thérapies, 3) Réduction des temps d'hospitalisation et d'intervention médicale / chirurgicale, 4) Possibilité de suivi constant chez soi, 5) Réduction des déplacements avec réduction des coûts (déplacements et perte d'heures de travail), 6) Plus d'informations sur son état de santé, 7) Meilleure assistance sanitaire en ce qui concerne la prévention et le suivi des thérapies, 8) Attitude positive et indépendante du patient, 9) Meilleure qualité de vie.

Source : *Maria Vadala et al, 2019"La telemedicina: ieri e oggi, Companion Series IHPB", (Vadalà M. et al, 2019, remaniée par les auteurs.*

Dans une récente révision générale (Eze N.D. *et al,* 2020) de revues systématiques, publiées entre janvier 2014 et février 2019, une évaluation de l'utilisation de la Télémédecine dans l'OCSE a été fournie concernant l'analyse de l'efficacité clinique et économique, l'expérience du patient et son implémentation ; dans 83 % des revues sur l'efficacité clinique, il a été constaté que la télémédecine est comparable à la prestation en présentiel et dans 39 % des revues sur l'efficacité économique, qu'elle est économiquement avantageuse. Les patients ont signalé un niveau élevé d'acceptation et de satisfaction pour les interventions de Télémédecine, tandis que les obstacles les plus fréquemment rencontrés étaient la difficulté d'utilisation et le manque de remboursement. Cette revue générale souligne que la Télémédecine peut améliorer le contrôle glycémique chez les patients diabétiques (Flodgren G. *et al*, 2015), réduire la mortalité et l'hospitalisation pour insuffisance cardiaque chronique (Collins N.M. *et al*, 2015) , aider les patients à gérer la douleur et augmenter leur activité physique (Dario A.B. *et al*, 2017), améliorer la santé mentale (Deady M.et al 2017), la qualité du régime alimentaire (Marx W. *et al*, 2018), réduire les aggravations associées aux maladies respiratoires telles que l'asthme (Hui C.Y. *et al*, 2017).

Selon une étude (López Seguí F. *et al*, 2020) qui a voulu analyser les différences de coûts entre la Télémédecine et les soins habituels en milieu semi-urbain (trois comtés du centre de la Catalogne), une évaluation de minimisation des coûts directs et indirects de l'assistance sanitaire et de ceux de l'utilisateur a été réalisée. Le recours à la télémédecine a permis une économie de 780 397 euros sur une période d'observation de 3 mois, avec un coût inférieur pour la télémédecine d'environ 15 € par visite ; le patient a été le principal bénéficiaire des économies (85 %) en termes de temps d'attente et de réduction des frais de déplacement. Le service de télémédecine est également économiquement avantageux pour le système de santé, lui permettant de fournir un service plus agile, au bénéfice des professionnels de santé également.

Dans une revue systématique publiée dans le Journal of Health Policy and Management en 2020 (Atmojo J.T. *et al*, 2020), il a été constaté que l'utilisation de la télémédecine en dermatologie, radiologie, pédiatrie et dans les unités de soins intensifs réduisait les coûts de santé de 56 % et les frais de déplacement des patients de 94 %. Les avantages de la télémédecine pour les patients ont été la réduction du temps ou des coûts de transport, du temps d'absence au travail et du temps passé dans la salle d'attente. Dans une étude, il a été estimé que l'utilisation de la télémédecine dans le service de pédiatrie a augmenté les revenus de l'hôpital de 101 744 $ par an.

Une Scoping Review australienne (Snoswell C.L. *et al*, 2020) d'octobre 2020 a fourni la preuve que la télémédecine réduit les coûts lorsqu'elle limite les déplacements financés par le système sanitaire et lorsqu'elle réduit le besoin d'un suivi procédural ou spécialisé coûteux en fournissant une assistance compétente plus efficace.

- 53 % des études sur l'analyse de minimisation des coûts ont révélé un avantage pour le système de santé ;
- 50 % des études d'analyse coût-efficacité ont montré des économies de coût et une efficacité clinique supérieure ou équivalente pour la télémédecine par rapport aux soins conventionnels ;
-32 % des études d'analyse coût-utilité ont montré des économies de coût avec une augmentation des années de vie dans le meilleur état de santé possible (QALY[7]).

Dans une étude (Aashima S. *et al*, 2021), publiée en mars 2021 sur l'analyse de la satisfaction des patients à l'égard de la télémédecine pendant la pandémie COVID-19, les résultats basés sur 48 144 patients et 146 professionnels de santé dans 12 pays différents ont révélé une grande satisfaction à l'égard des rendez-vous virtuels. Les avantages les plus courants étaient le gain de temps grâce à

[7] Le QALY (de l'anglais quality-adjusted life year, « année de vie pondérée par la qualité ») est un indicateur économique visant à estimer la valeur de la vie.

des temps de déplacement et d'attente plus courts, une meilleure accessibilité et un avantage économique. L'âge et le sexe n'ont pas eu d'impact significatif sur les niveaux de satisfaction. Les médecins et les patients se sont montrés intéressés par la télémédecine pour compléter l'assistance sanitaire, même après la pandémie.

L'augmentation exponentielle des services de santé fournis à distance pendant la période pandémique a généré une augmentation progressive des flux de données de santé, soulignant la nécessité d'une réorganisation et d'une adaptation des règles sur la confidentialité et les aspects éthiques liés à la profession (Macri P.G. *et al*, 2020), ainsi que divers éléments de criticités. (Tableau. 6)

Tableau 6. Éléments de criticité de la télémédecine.

Criticité	Motivation
Consentement informé	La littérature scientifique met en évidence le manque d'unicité entre les différents pays, car le consentement écrit est parfois requis dans le cas des services fournis en télémédecine, tandis que dans d'autres cas, le consentement oral est suffisant (Nittari G. et al, 2020).
Confidentialité	La protection des données et la sécurité de leur transmission sont parmi les sujets les plus débattus dans le domaine de la télémédecine. Un élément critique concerne le type de dispositif utilisé, qui peut plus ou moins garantir la sécurité lors de la phase de transmission des données, ainsi que les aspects relatifs au sort des données reçues et présentes dans le dispositif (à condition qu'ils ne soient pas dédiés au stockage de données sensibles des patients). De nombreux auteurs signalent la nécessité de lignes directrices uniformes, semblables au GDPR de l'Union européenne, pour garantir une protection adéquate des données en télémédecine.
Profils de responsabilités sanitaires	L'erreur de diagnostic, due à une interprétation inadéquate d'images ou de symptômes rapportés à distance, est le principal élément critique dans le domaine de la responsabilité sanitaire; par conséquent, il est nécessaire que les professionnels de santé évaluent adéquatement les cas cliniques qui se prêtent à une prise en charge à distance. Un autre aspect délicat dans ce domaine est lié à la qualité modeste des données transmises, dont les professionnels de santé ne pourraient être tenus responsables qu'en l'absence de leur demande de visite en présentiel lorsque la transmission des données n'est pas de qualité adéquate.

Source : *Monographie de télémédecine, remaniée par les auteurs*

Si les avantages liés à la télémédecine sont innombrables, la consultation en télémédecine ne peut remplacer les soins de santé traditionnels dans la relation personnelle médecin-patient, elle peut cependant potentiellement en améliorer l'efficacité, l'efficience et l'adéquation (ministère de la Santé - Italie, 2012).

NOUVELLE GENERATION DE SOLUTIONS POUR LA TELEMEDECINE

Grâce à la télémédecine, il est possible de mettre en œuvre des services basés sur des données à la fois à l'échelle territoriale et mondiale, avec un potentiel énorme découlant de la combinaison des Big Data avec « la big data analytycs »[8].

À l'ère de l'Internet des objets[9] (IoT) la connectivité ultra-rapide permet une connexion adéquate de divers appareils médicaux à un serveur ou au « cloud », qui peut fournir des soins de télémédecine en temps réel et de haute qualité. Les patients peuvent utiliser des appareils portables ou d'autres appareils à domicile, afin de surveiller divers paramètres tels que la pression artérielle, la température, la fréquence cardiaque. Ces derniers, à la suite de la transmission des résultats à leur médecin, peuvent être inclus dans les dossiers médicaux, en plus de pouvoir être partagés avec d'autres professionnels de la santé, comme les

---

[8] Instituti Superior Di Sanitá, Tecnologie innovative per la salute e telemedicina
https://www.iss.it/sanit%C3%A0-digitale-ia-e-big-data-app-e-realt%C3%A0-virtuale-e-aumentata-/-/categories/5280292, consulté le 22 mars 2024

[9] Les appareils IoT peuvent être présentés comme tous les appareils chargés de capteurs qui obtiennent des informations ciblées de leurs environnements, puis analysent et transmettent les informations à des endroits éloignés pour un traitement ultérieur.

médecins spécialistes. L'IoT permet une communication continue en temps réel avec le patient, grâce à une meilleure interopérabilité des applications, ce qui permet aux médecins d'adopter des procédures de traitement appropriées. La compilation précise des données et le flux de travail automatisé permettent de meilleurs soins de santé, réduisant les coûts et les temps d'attente des patients ; la disponibilité des données en temps réel peut conduire à une meilleure prise en charge de la maladie, avec un traitement immédiat et en limitant les risques d'erreur. L'augmentation des maladies chroniques a conduit à la nécessité d'utiliser les services de télémédecine pour un suivi à domicile plus efficace ; elle peut également être utile dans la gestion pré et post-traitement et dans d'autres utilisations de l'intelligence artificielle.

Dans la télémédecine basée sur l'IoT, de nombreux patients peuvent être surveillés efficacement à distance, avec un diagnostic et un traitement des pathologies détectées. En outre, l'IoT est capable d'identifier avec précision les fournitures optimales pour divers appareils, avec un contrôle régulier et continu de leur fonctionnement, ainsi que de planifier efficacement des ressources limitées en garantissant leur meilleure utilisation possible et le service pour les autres patients (Albahri A.S. *et al,* 2021).

Les dispositifs portables intégrés surveillent les paramètres vitaux des patients et les envoient au « cloud » pour une évaluation appropriée par les prestataires de santé ; ces données peuvent également être utilisées par les patients leur permettant de mieux gérer leur état de santé. Ainsi, si les patients ne se sentent pas bien ou ont besoin d'éclaircissements, ils peuvent prendre un rendez-vous de télémédecine, le prestataire répondant pouvant alors accéder aux données du patient et le conseiller.

Un autre point de contact possible entre les patients et les prestataires peuvent être les cabines médicales connectées situées dans différents endroits tels que les lieux publics, le milieu hospitalier, les cliniques ou encore les pharmacies. Même pour des interventions d'urgence, la télémédecine peut être utile, puisque l'envoi de données issues des diagnostics effectués durant le transfert aux urgences permet de solliciter les conseils de la part de spécialistes des services d'urgence (Zhang Z. *et al,* 2020).

L'Intelligence Artificielle (IA), permettant l'intégration d'une énorme quantité de données de santé, permet de profiter de nouvelles fonctionnalités, comme la possibilité de donner des conseils. Cet accès facilite la gestion des dossiers médicaux grâce à des visites virtuelles, en adaptant le traitement des questions cliniques aux affirmations du patient ; l'IA utilise des algorithmes de diagnostic qui peuvent être utiles (par exemple dans le diagnostic dermatologique du mélanome), recommander l'utilisation de médicaments au patient ou suggérer des contrôles basés sur des données de la surveillance personnalisée. Les patients peuvent envoyer des données biométriques via des dispositifs portables de surveillance tels que des cardiofréquencemètres ou des sphygmomanomètres. Les réceptionnaires de ces données, qui sont en mesure de surveiller leur état de santé en temps réel et gérer les maladies chroniques décident alors des phases de sortie après l'hospitalisation.

Un autre domaine de développement est représenté par la robotique qui permet de fournir une assistance dans le suivi des patients à distance. Cette assistance permet aux professionnels de santé de contacter les patients à distance dans différents milieux hospitaliers, alors qu'ils exercent d'autres activités. Certains robots accompagnent même les médecins lors des visites et partager des informations en temps réel avec d'autres spécialistes à distance, contribuant ainsi à la consultation. Ces robots permettent également aux chirurgiens d'administrer une assistance à distance lors d'une opération robot-assistée[10].

PERSPECTIVES ET TENDANCES DE LA TELEMEDECINE

A l'issue de la pandémie de Covid-19, la télémédecine a connu un développement exponentiel à la fois dans les consultations en ligne que dans le domaine matériel/logiciel ; le premier trimestre 2020, le financement mondial en capital-risque pour la télémédecine a plus que triplé (Gaivandas G., (2020).

Selon le rapport « The Digital Health - Global Market Trajectory & Analytics » [11], le marché mondial de la santé numérique devrait croître de 37,1 % en 2021, avec une nouvelle expansion de 508,8 milliards de dollars d'ici 2027, avec un CAGR post-COVID-19 de 18,8% pour la période

---

[10] Intel, A new generation of telehealth solutions will redefine remote healthcare through AI and IoT technologies, (s.d) <https://www.intel.com/content/www/us/en/healthcare-it/telemedicine.html>, consulté le 21 avril 2021

[11] Research & Markets, The Digital Health - Global Market Trajectory & Analytics, 2021 <https://www.researchandmarkets.com/reports/5028020/digital-health-global-market> , consulté le 21 avril 2021

d'analyse 2020-2027. Dans plusieurs pays du monde, la demande de médecins en présentiel a chuté de 60 %, tandis que les consultations en ligne ont augmenté de 350 % et les ventes des pharmacies en ligne ont augmenté de 600 %.

La crise de la COVID-19 a incité les organisations gouvernementales et sanitaires à utiliser d'autres modèles de prestation de services comme alternative à la prestation d'assistance sanitaire en présentiel ; par conséquent des plateformes numériques ont été développées pour atteindre les patients et fournir des solutions adaptées à leurs besoins, qui resteront et seront améliorées même dans la phase post-pandémique. Les pays européens ont implémenté la disponibilité d'un large éventail de services numériques à distance et des pays comme l'Autriche, la Belgique, l'Estonie et la République tchèque, qui ne disposaient auparavant ni d'une législation, ni d'une stratégie opérationnelle en matière de télémédecine, à l'issue la crise Covid-19, ont réglementé le remboursement des prestations et défini les règles de gestion. Les pays où la télémédecine était déjà autorisée avant la pandémie, comme la France, le Luxembourg et la Pologne, ont simplifié le recours aux consultations à distance, en réduisant les restrictions ou en créant de nouvelles plateformes.

En Pologne, les nouvelles plateformes COVID-19 en combinaison avec les services numériques déjà existants ont permis d'effectuer environ 80% des consultations à distance pendant la première vague de la pandémie.

Pour donner suite à la COVID-19, la Belgique, l'Estonie, la Grèce et l'Irlande ont autorisé la gestion numérique des ordonnances et des certificats de maladie. En France, 500 000 téléconsultations ont été réalisées au cours de la quatrième semaine de mars 2020, contre 10 000 au cours de la première semaine ; en Allemagne, 19 500 téléconsultations ont été effectuées en mars, contre 1 700 par mois les deux mois précédents ; en Norvège, les consultations à distance avec un médecin généraliste sont passées de 5 % des prestations totales pendant la première semaine de mars à 60 % au cours de la troisième semaine. Au moins 11 pays européens ont activé des lignes d'assistance téléphonique dédiées à la gestion de la COVID-19 ; le Danemark, le Portugal, l'Espagne et le Royaume-Uni ont utilisé des *chatbots* interactifs basés sur l'intelligence artificielle (logiciel conçu pour simuler une conversation avec un être humain) pour faire face à la demande croissante de services, pour collecter des informations sur les symptômes, pour le tri des patients et pour contrer la désinformation ; en outre, de nombreux pays ont renforcé leurs activités de suivi à distance des patients chroniques déjà préexistants. Bien qu'il ne soit pas encore défini dans quelle mesure les soins de santé pourront être fournis à distance par des moyens numériques, car ils ne peuvent pas remplacer tous les services de santé en présentiel, il est néanmoins certain qu'ils joueront un rôle important et croissant ; à cet égard, une étude récente a estimé que 20% des frais Medicare[12] aux États-Unis pourraient être virtualisés. Il est évident que la pandémie a conduit à une accélération de l'utilisation de la télémédecine (OECD/European Union, 2020).

[12] Medicare est l'assurance maladie des États-Unis pour les personnes de plus de 65 ans. Certaines personnes de moins de 65 ans peuvent également en faire partie, ainsi que les personnes handicapées et les personnes souffrant de certaines pathologies.

L'avenir de la télémédecine dans les pays de l'UE est lié aux progrès réalisés, étant donné que ceux en phase consolidée sont facilités dans le maintien et le développement des avantages obtenus et ceux en cours de développement peuvent profiter de l'accélération induite par la pandémie comme occasion pour soutenir l'e-Health et en particulier la Télémédecine dans les programmes nationaux de santé. Les pays dans la phase initiale devront considérablement accroître leur engagement pour s'assurer que l'expansion actuelle des services se traduise par des progrès durables[13] (Fig.1).

---

[13] Greg, Chittim," The Changing Fortunes of Telemedicine in Europe – Past, Present, and Future beyond COVID-19 2020", < https://healthadvances.com/insights/blog/the-changing-fortunes-of-telemedicine-in-europe>, consulté le 21 avril 2021

Figure 1. Impact de la COVID-19 sur l'adoption de la télémédecine dans les pays de l'UE.

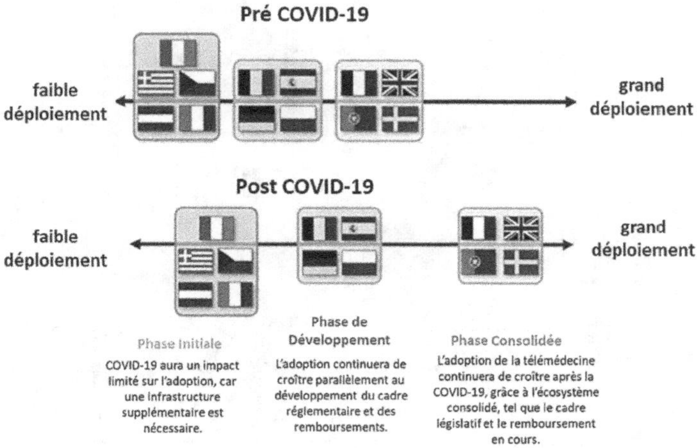

Source : *Analyse Health Advances*

La diffusion des plateformes de télémédecine en Europe reflète cette condition, par conséquent dans les pays en phase consolidée, comme la Suède, le Royaume-Uni et la France, on remarque une concurrence active entre les fournisseurs de plateformes avec l'entrée de nouvelles start-ups, tandis que dans les pays en phase de développement ou en phase initiale, les possibilités de choix sont moindres, même si elles évoluent en raison de la poussée de la pandémie. Voir (Fig. 2).

Figure 2. Quelques plates-formes de téléconsultatioeuropéennes en 2020.

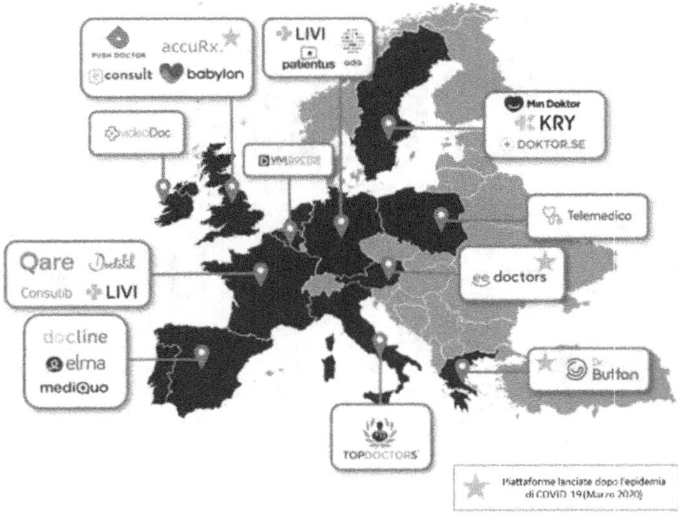

Source : *analyse Health Advances.*

On prévoit que le marché européen de la télémédecine sera l'objet d'une grande expansion, avec l'élaboration de nouveaux modèles commerciaux et le développement de technologies telles que l'intelligence artificielle, la réalité virtuelle, l'Internet des objets médicaux (IoMT), les appareils connectés et le cloud computing, le tout supporté par l'utilisation de la 5G qui facilitera l'adoption de ces technologies innovantes. Selon une étude de Frost & Sullivan[14], d'ici 2026, on estime que le marché en question

[14] Frost & Sullivan, "AI and Cloud to Empower the European Telehealth Market Securing Efficient Access to Essential Healthcare Services, 2021",

augmentera de quatre fois et demie, avec un chiffre d'affaire de 17,35 milliards d'euros contre 3,65 milliards d'euros en 2019 et un taux de croissance annuel composé (GAGR) de 29,4 % ; les visites virtuelles seront la plus grande activité dans le domaine de la télémédecine, avec une croissance GAGR de 41,2 %, suivies par le suivi à distance des patients 20,4 %. La m-Health et les systèmes d'intervention d'urgence afficheront une croissance des revenus (GAGR) respectivement de 27,5 % et 7,7 %.

Selon la recherche, les secteurs avec les plus grandes opportunités de croissance sont présentés sur le tableau.

Tableau 7. Opportunités de croissance du marché de la Télémédecine.

Secteurs avec de plus grandes opportunités de croissance	Santé comportementale, c'est-à-dire solutions thérapeutiques numériques.
	Suivi à distance des patients (RPM), grâce à la standardisation des données et aux applications mobiles qui enregistrent les résultats rapportés par les patients.
	Communication de médecin à médecin: la communication médecin-patient, l'échange d'informations et l'intégration avec les dossiers médicaux électroniques (EMR) seront des déclencheurs de changement.
	Des dispositifs portables qui répondent aux besoins de l'ensemble du continuum de soins, suivent les signes vitaux de base et s'intègrent aux dossiers médicaux. L'utilisation des dispositifs portables pour les consommateurs a augmenté, car les patients deviennent toujours plus conscients et impliqués dans leur parcours de santé et de bien-être.

Source : *Synthèse élaborée par les auteurs*

LA TELEMEDECINE EN ITALIE

En Italie, le ministère de la Santé a publié en 2012 le document « Télémédecine - Lignes directrices nationales » qui soulignait l'importance de l'innovation technologique

<https://ww2.frost.com/news/press-releases/ai-and-cloud-to-empower-the-european-telehealth-market-securing-efficient-access-to-essential-healthcare-services/> , consulté le 21 avril 2021

dans la réorganisation de l'assistance sanitaire, mais ce n'est qu'en 2020 que les prestations de santé en télémédecine sont officiellement entrées parmi les services fournis par le Service Sanitaire National suite à l'introduction des Nouvelles Directives du Ministère de la Santé et approuvées par la Conférence État-Régions[15]. Les Directives en question définissent le rôle et les méthodes de fourniture des services de télémédecine en Italie.

Depuis 2020 en Italie, il y a eu une augmentation de l'usage de la télémédecine et dont l'usage continue à se développer. L'enquête réalisée par l'Observatoire Polytechnique de Milan en juin 2020 a révélé que 30 % des visites chez les patients chroniques pouvaient être gérées par des médecins généralistes en visite virtuelle et 24 % par des médecins spécialistes. Tout cela témoigne à quel point la perception de la télémédecine a changé par rapport à la période d'avant la pandémie de Covid-19. Les citoyens semblent également plus disposés à utiliser cette technologie étant donné que 1/3 des Italiens sont favorables à la visite virtuelle. Le changement culturel est en cours, les professionnels de la santé prennent de plus en plus conscience du potentiel, de la valeur ajoutée de la télémédecine et de la nécessité de l'utiliser le plus efficacement possible. Les patients n'auront pas de mal à apprécier cette nouvelle façon d'utiliser l'assistance sanitaire. Dans le tableau ci-dessous, nous relatons

---

[15] Presidenza Del Consiglio Di Ministri, Indicazioni Nazionali Per l'Erogazione di Prestazioni In Telemidicina, 2020 <http://www.statoregioni.it/media/3221/p-3-csr-rep-n-215-17dic2020.pdf>, consulté le 21 avril 2021

quelques-unes des expériences qui ont été développées en Italie lors de cette expérience.

Tableau 8. Quelques exemples de Télémédecine en Italie

Le système TeleMed-CN2 pour le diagnostic, l'assistance et les soins à distance	Il constitue un modèle articulé de «l'Internet des personnes» capable d'élargir la présence humaine, au-delà des obstacles spatio-temporels. Le système d'assistance et de soins à distance se compose de: 1) Poste de Contrôle; 2) Borne de téléconsultation (Totem Master) pouvant être transportée chez le patient; 3) Centre de Contrôle Informatique; 4) Logiciel Mémothérapie (support pour la thérapie médicamenteuse). Ce système est utilisé efficacement avec les modes Vidéo-Training, Vidéo-Caregiver et Vidéo-Visite comme support aux procédures de dialyse péritonéale, en nutrition clinique (thérapie de malnutrition) et pour la prise en charge des lésions cutanées dans les maisons de retraite et au domicile du patient. Ce qui permet l'amélioration du suivi des patients et la limitation de l'accès des patients à l'hôpital. Pendant la pandémie de Covid-19, l'utilisation du système TeleMed CN2 a été étendue en milieu hospitalier dans les services Covid et un projet d'assistance et de soins à distance a été créé pour les patients Covid-19 à domicile, non hospitalisés ou après hospitalisation, via télésurveillance, visite virtuelle et téléconsultation.
Télésurveillance des dispositifs cardiaques implantables : la technologie au service des patients (ASL "Friuli Occidentale", Pordenone)	La clinique d'électrophysiologie et de cardiostimulation de l'ASL "Friuli Occidentale", Pordenone, surveille à distance les dispositifs implantables d'environ 20% des patients porteurs de ICD (implantable cardioverter defibrillator), CRT (cardiac resynchronization therapy) et pacemaker; grâce à la surveillance à distance, les paramètres sont complétés par les informations cliniques permettant la détection d'arythmies auriculaires et ventriculaires, entraînant une intervention thérapeutique rapide du cardiologue avec une diminution des hospitalisations et de la mortalité des patients.
Télé-rééducation : pour la prise en charge de la personne handicapée.	ASLTO5-Région Piémont a développé des programmes de Télé-rééducation pour le traitement des troubles de la communication des enfants, des adolescents et des adultes, le traitement des handicaps moteurs, le traitement des troubles neurologiques du membre supérieur à l'aide de technologies de pointe, également portables et le traitement de rééducation post-chirurgicale prothétique du membre inférieur, avec une meilleure gestion du temps et une plus grande responsabilité du patient dans l'exécution des exercices, avec la possibilité d'une visite éventuelle en présence ou à distance avec le kinésithérapeute si nécessaire. Il reste évident que la Télé-rééducation ainsi que les autres activités doivent toujours être considérées comme des services complémentaires à ceux en présentiel qui, de toute façon, resteront prédominants à la fois pour les besoins techniques et pour maintenir l'empathie nécessaire dans les soins de santé.
L'expérience de la Clinique de Chirurgie Vasculaire de l'Hôpital San Camillo-Forlanini de Rome dans la prise en charge des plaies difficiles.	À partir de 2018, l'hôpital San Camillo de Rome, à travers la Clinique de Chirurgie Vasculaire, a activé Ulcer@wound, un programme de télé-vulnologie intégré au service d'assistance de routine, pour les soins à domicile des patients souffrant de lésions cutanées chroniques, caractérisé par l'utilisation d'un dispositif médical non invasif, le Wound Viewer doté d'une intelligence artificielle, capable d'acquérir à distance des paramètres cliniques objectifs (mesures tridimensionnelles de la plaie, composition tissulaire) qui, grâce à la présence d'algorithmes et de capteurs, est capable de classer automatiquement les lésions selon le protocole WBP (Wound Bed Preparation), créant un rapport en ligne utilisable par les différents opérateurs impliqués (médecins, infirmiers, etc.) et permettant aux patients d'être suivis à domicile par un infirmier spécialisé. Du début de la pandémie au 31 août 2020 à la Clinique Ambulatoire de Chirurgie Vasculaire de l'Hôpital San Camillo, 40% des patients ont été suivis en téléassistance et les données disponibles, conformes à celles de la littérature, permettent d'estimer que la télévulnologie permet une réduction des coûts de 40%.

Source : Extraits et adapté de la monographie télémédecine *«Io mi curo a casa»,* 2020[16]

[16] Sanità 4.0, Monografia de Telemedicina Io mi curo a casa, 2020, <https://www.quotidianosanita.it/allegati/allegato9477071.pdf>, consulté le 21 avril 2021

La télémédecine à travers l'utilisation de la technologie 5G représentera un outil important capable d'améliorer la vie quotidienne et capable de permettre des progrès cliniques significatifs dans l'écosystème de la santé, une aide à la diffusion des techniques de traitement les plus avancées, pour le partage de données utiles pour la formation des chirurgiens et des chercheurs ainsi que pour la recherche scientifique. Un exemple d'application de cette technologie est la première téléconsultation haute définition tenue en novembre 2019 à l'hôpital de Terni (Ombrie)[17] lors du 30e congrès international de chirurgie du système digestif au cours duquel la première téléconsultation immersive 4K de chirurgie à distance a été effectuée sur le réseau 5G de TIM. Le professeur Giorgio Palazzini de la III Clinique Chirurgicale de l'Université La Sapienza de Rome, portant un « écran et un joystick », a réalisé une gastrectomie laparoscopique, interagissant à distance avec une salle d'opération en présence des équipes chirurgicales coordonnées par le professeur Chang-Ming Huang de l'université Fujian Medical de Fuzhon et le professeur Amilcare Parisi, directeur du service de Chirurgie digestive de l'hôpital de Terni.

Au moyen de trois caméras, dont une à 360 ° à très haute définition 4K, placées dans la salle d'opération et d'une caméra laparoscopique, il a été possible d'observer simultanément l'opération et les données biométriques du patient. L'intervention, à l'avant-garde pour la technologie

---

[17]Claudio Gerino, Terni, operazione chirurgica "a distanza" col 5G, 2019, <https://www.repubblica.it/tecnologia/2019/11/29/news/terni_prima_operazione_chirurgica_a_distanza_col_5g-242217810/>, consulté le 21 avril 2021

de connexion 5G et la technique chirurgicale (la navigation « *surgery* » développée dans le cadre d'une étude de recherche dirigée par le Prof. Parisi), a été suivie en mode « *multistreaming* » par plus de 30000 spécialistes et chirurgiens du monde entier et plus de 2500 présents à l'auditorium Massimo de Rome. La qualité de la vidéocommunication 4K et l'immédiateté de la réalité immersive, garantie par la faible latence de la technologie 5G, ont permis à l'opérateur distant d'accéder aux informations de diagnostic en temps réel. Il a ainsi participé à l'intervention chirurgicale comme s'il faisait partie de l'équipe de l'hôpital de Terni. Cette intervention innovante a ouvert des scénarii révolutionnaires dans lesquels il sera possible de réaliser des téléconsultations haute définition et une chirurgie d'une extrême précision même à distance (lieux éloignés et défavorisés difficiles d'accès rapidement ou affectés par des conflits ou des catastrophes naturelles).

CONCLUSION

Les services de santé du futur, face aux changements socio-démographiques et à la réduction des financements publics, devront s'engager dans une voie d'évolution dans laquelle l'innovation numérique jouera un rôle de grande importance. L'amélioration portera sur la personnalisation des services aux patients, la continuité et l'accès aux soins, l'efficacité et l'efficience. Dans ce contexte, les algorithmes intelligents, capables d'optimiser le processus de diagnostic et de suivi clinique en soutien au médecin en présentiel ou en tant qu'outils associés aux services de télémédecine, représentent un grand potentiel. Jusqu'à présent, ce potentiel n'a été que partiellement exploré. La pandémie a entraîné et accéléré le développement de nouvelles façons de fournir des soins de santé dans le monde avec l'expansion des services offerts au-delà des murs des centres de santé et un projet de service durable centré sur le patient, rendu possible par l'adoption de technologies de santé numériques et de technologies intelligentes[18].

Le panorama de la santé est maintenant prêt pour de grands changements et les progrès technologiques ont amené la télémédecine au premier plan de la pratique médicale. Les citoyens européens sont en train de modifier leurs pratiques vis-à-vis du service de santé. Ils deviennent de moins en moins des patients passifs. Ils demandent un accès plus rapide et plus fonctionnel, pouvant s'appuyer sur des conseils et des informations fiables. La télémédecine s'est imposée comme une excellente option pendant la pandémie pour réduire le risque de contagion, permettant aux patients de recevoir des soins pendant le confinement. La télémédecine offre un nouveau moyen pour la recherche d'informations en santé et permet de communiquer avec des professionnels du monde entier. Ces pratiques permettent d'éviter les limites associées à la logistique et de réduire ainsi le nombre de déplacements.

Même si cette technologie ne pourra jamais totalement remplacer toutes les opérations de soins cliniques effectués en présentiel, le secteur de la santé est sans aucun doute prêt

---

[18] Kimpen J., "A resilient future Healthcare leaders lookbeyond the crisis", 2021, <https://www.philips.com/c-dam/corporate/newscenter/global/future-health-index/report-pages/experience-transformation/2021/philips-future-health-index-2021-report-healthcare-leaders-look-beyond-the-crisis-global.pdf>, consulté le 08 juin 2021

pour un changement vers ces nouvelles pratiques, dans un avenir proche. Conscient que la télémédecine ne peut pas constituer l'objectif ultime, elle représente une nouveauté en soi, mais elle peut être un moyen de parvenir à une innovation précieuse dans le futur proche.

Références

Aashima S., Nanda M., Sharma R. (2021), "A Review of Patient Satisfaction and Experience with Telemedicine: A Virtual Solution During and Beyond COVID-19 Pandemic, Telemedicine and e- Health", *Published Online*, Vol. 27, Issue 12, p. 1325-1331.

Albahri A.S., Alwan J.K., Taha Z.K., Ismail S.F., Hamid R.A, Zaidan A.A., Albahri O.S., Zaidan B.B., Alamoodi A.H., Alsalem M.A., (2021) "IoT-based telemedicine for disease prevention and health promotion: State-of-the-Art", *Journal of Network and Computer Applications* Vol. 173, 1, p.1-37

Atmojo J.T., Sudaryanto W.T., Widiyanto A.W., Ernawati, Arrandini D. (2020), "Telemedicine, Cost Effectiveness, and Patients Satisfaction: A Systematic Review", *Journal of Health Policy and Management*, Vol. 5, No 2, p. 103-107.

Colclough G., Dash P., Van der Veken L. (2020), "Understanding and managing the idden health crisis of COVID-19 in Europe", Mac Kinsey & Company, p.1-2-3. <https://www.mckinsey.com/industries/healthcare/our-insights/understanding-and-managing-the-hidden-health-crisis-of-covid-19-in-europe#/?cid=eml-web>

Collins N.M., Collins C.S., West C.P., Lerman L.O., Lerman A. (2015), "Digital health interventions for the prevention of cardiovascular disease: a systematic review and meta-analysis", *Mayo Clin Proc,* Vol. 90, No 4, April, p. 469-480.

Cravo Oliveira Hashiguchi T. (2020), "Bringing health care to the patient: An overview of the use of telemedicine in OECD countries", *OECD Health Working Papers*, No 116, OECD Publishing, 103 p.

Dario A.B., Moreti Cabral A., Almeida L., Ferreira M.L., Refshauge K., Simic M., Pappas E., Ferreira P.H., (2017), "Effectiveness of telehealth-based interventions in the management of non-specific low back pain: a systematic review with meta-analysis", *Spine J Off J North Am Spine Soc,* No 17, p.1342–51.

Deady M., Choi I., Calvo R.A., Glozier N., Christensen H., Harvey S.B. (2017), "eHealth interventions for the prevention of depression and anxiety in the general population: a systematic review and meta-analysis", *BMC Psychiatry*, p. 17-310.

Eze N.D., Mateus C., Cravo Oliveira Hashiguchi T. (2020), "Telemedicine in the OECD: An umbrella review of clinical and cost-effectiveness, patient experience and implementation", *PLoS One*, p. 1- 24.

Flodgren G., Rachas A., Farmer A.J., Inzitari M., Shepperd S., (2015), "Interactive telemedicine: effects on professional practice and health care outcomes", *Cochrane Database Syst Rev.*

Gaivandas G., (2020), "Telemedicine in Europe: Opportunities and Challenges, Case-study report". *Allied for Startups* - Brussels, p. 4

Hui C.Y., Walton R., McKinstry B., Jackson T., Parker R., Pinnock H. (2017), "The use of mobile applications to support self-management for people with asthma: a systematic review of controlled studies to identify features associated with clinical effectiveness and adherence". *J Am Med Informatics* Assoc JAMIA, No 24, p. 619–32.

López Seguí F., Franch Parella J., Gironès García X., Mendioroz Peña J., García Cuyàs F., Adroher Mas C., García-Altés A., Vidal-Alaball J., (2020), "A Cost-Minimization Analysis of a Medical Record- based, Store and Forward and Provider-to-provider Telemedicine Compared to Usual Care in Catalonia : More Agile and Efficient, Especially for Users", *International Journal of Environmental Research and Public Health*, p. 5-7, Vol. 17, No 6.

Marx W., Kelly J.T., Crichton M., Craven D., Collins J., Mackay H., Isenring E., Marshall S., (2018), "Is telehealth effective in managing malnutrition in community-dwelling older adults? A systematic review and meta-analysis", *Maturitas*, No 111, p. 31–46.

Moynihan R., Sanders S., Michaleff Z.A., Scott A.M., Clark J., To E.J. Jones M., Kitchener E., Melissa Fox, Johansson M., Lang E., Duggan A., Scott I., Albarqouni L. (2021), "Impact of COVID-19 pandemic on utilisation of healthcare services: a systematic review", *MJ Open,* p. 7-8.

Nittari G., Khuman R., Baldoni S., Pallotta G., Battineni G., Sirignano S., Amenta F., Ricci R. (2020), "Telemedicine Practice: Review of the Current Ethical and Legal Challenges" *Telemed J E Health*, Vol. 26, No 12, p. 1427-1437.

Snoswell C.L., Taylor M.L., Comans T.A., Smith A.C., Gray L.C., Caffery L.J. (2020), "Determining if Telehealth Can Reduce Health System Costs: Scoping" *Med Internet Res.*, Vol. 22, No 10. Published online. October

Vadalà M., Laurino C., Malagoli A., Palmieri B., (2019) «La telemedicina: ieri e oggi», *Companion Series IHPB.* Anno IX - Speciale. p.20.

Zhang Z., Brazil J., Ozkaynak M., Desanto K., (2020), "Evaluative Research of Technologies for Prehospital Communication and Coordination: A Systematic Review", *J Med Syst*, April, Vol. 3, No 44, p. 5-100.

Rapports grand public

European Commission (2021), 2030 "Digital Compass: the European way for the Digital Decade", Brussels, *9.3.2021 COM 118 final*, p. 2 -11

Macri P.G., Turillazzi E. Truco S., (2020), Monografia telemedicina «Io mi curo a casa», a cura dei Forum di: direttori generali, direttori sanitari, direttori amministrativi, direttori professioni sanitarie *(DIPSA)*, Ministero della Salute Italiano, «*Telemedicina Linee di indirizzo nazionali*, » 2012

OECD/European Union (2020), "Health at a Glance: Europe 2020: State of Health in the EU Cycle", *OECD Publishing*, Paris, p. 64

WHO Organization (1997), "A health telematics policy in support of WHO's Health-For-All strategy for global health development: report of the WHO group consultation on health telematics", 11–16 December, Geneva. *WHO press*, Vol.2, p. 1-40.

World Health Organization (2019), "WHO guideline: recommendations on digital interventions for health system strengthening", *WHO Edition*

LA PANDEMIE DE COVID ACCELERATEUR DE L'INNOVATION DANS LE COMMERCE DE DETAIL : LE MARCHE POLONAIS

Grzesiuk, Aleksandra
Université technologique de Poméranie occidentale à Szczecin, Pologne
Frąckiewicz, Ewa
Université de Szczecin, Pologne

Abstract
The COVID pandemic in 2020-2022 had a significant impact on the social and economic life in the world. Retailing has been particularly affected by the effects of this pandemic (lockdown, closing of shopping centers), and researchers are now seeing the long-term implications of the pandemic for the industry. This paper focuses on retail innovations in the context of COVID pandemic in Poland. It aims to present selected examples of phenomena that have been observed in Polish retailing since the beginning of the pandemic and to attempt to forecast future directions of innovation development. The paper will review innovative solutions implemented in the period 2020-2021 by selected retailers (case studies) in relation to non-contact service and online sales.

Résumé
La pandémie de COVID 2020-2021 a considérablement affecté la vie sociale et économique de tout le monde. Le commerce de

détail a été l'un des secteurs de l'économie dont les opérations ont été considérablement restreintes (*lockdown*, fermeture des centres commerciaux). Actuellement les chercheurs étudient les possibles effets à long terme de la pandémie sur ce secteur. L'article vise à présenter des exemples sélectionnés de phénomènes observés dans le commerce de détail en Pologne depuis le début de la pandémie. Les auteurs se sont concentrés sur des solutions innovantes mises en œuvre en 2020-2021 dans le domaine du service sans contact (libre-service) et de la vente en ligne.

Classification JEL : **L81, M31, O39**
Keywords : **retailing, COVID pandemic, retail innovation**
Mots clés : **commerce de détail, pandémie COVID, innovation des magasins**

INTRODUCTION

Le commerce de détail est un élément important du système économique. En Pologne, les entreprises de ce secteur, représentent plus de 25 % de toutes les entités de l'économie, tout en générant plus de 16 % du produit intérieur brut et en fournissant de l'emploi à plus de 15 % de la population active.

En tant que fournisseur final et générateur de valeur pour le client, le commerce de détail est classé dans un groupe de services simples et traditionnels. Cela s'explique par la répétitivité des activités et leur sensibilité relativement limitée à l'innovation. Cela ne signifie toutefois pas que le commerce de détail ne soit pas un lieu d'innovation. La nécessité d'innover dans le commerce de détail est la conséquence de l'évolution des souhaits et des attentes des clients, ainsi que de l'intensification de la concurrence de ce secteur. Les innovations observées concernent à la fois les solutions organisationnelles, comme par exemple la mise en œuvre de nouvelles structures commerciales (nouveaux formats de points de vente), et à la fois les services commerciaux associés à ces structures. Le résultat de ces évolutions constitue un avantage concurrentiel pour les détaillants qui ont osé être innovants.

Le taux de présence du commerce de détail est similaire en Pologne à celui des pays très développés de l'UE. La littérature académique qu'elle soit polonaise ou internationale comporte de nombreuses publications quant à ces initiatives d'innovations dans le commerce de détail.
La tendance forte à l'innovation dans le commerce de détail, ces dernières années, concerne principalement la mise en œuvre de technologies de l'information, la digitalisation du commerce, l'utilisation de l'intelligence artificielle ainsi que de la réalité augmentée et, d'une manière plus générale, le développement de solutions innovantes axées sur le commerce électronique par l'intermédiaire de solutions en ligne. Cela s'applique non seulement aux processus opérationnels au sein des entreprises commerciales mais encore à la relation entre le magasin et les clients.

Les données statistiques montrent une croissance régulière de la part des ventes en ligne dans le chiffre d'affaires global du commerce de détail. Il convient toutefois de souligner, qu'en dépit de ces augmentations impressionnantes, les ventes en ligne ne représentent qu'un pourcentage négligeable des ventes au détail, encore en Pologne.

Cependant, la mise en œuvre et l'adoption des innovations par les clients doivent tenir compte de l'environnement socio-économique dans lequel elles apparaissent, car il s'agit d'un paramètre explicatif à la fois du succès de l'innovation mais aussi de sa mise en œuvre. La pandémie de COVID est apparue comme un défi à la fois social et économique, à l'échelle mondiale. Bien sûr, la Pologne a ressenti le même impact significatif sur sa vie sociale et économique. Le commerce de détail est l'un des secteurs de l'économie qui a été particulièrement touché par la pandémie de COVID puisque les centres commerciaux ont été fermés. Les chercheurs constatent maintenant, les conséquences de cette pandémie sur l'industrie. En raison de l'ampleur mondiale de la pandémie et du fait qu'au moment de la préparation de ce document, la pandémie n'a pas été totalement endiguée et que la plupart des restrictions n'ont été levées que récemment, il est difficile de définir clairement l'impact économique à long terme de la pandémie. Cependant, le commerce de détail connaît déjà des changements significatifs issus de cette pandémie.

Ce document se concentre sur les innovations dans le domaine de la vente au détail dans le contexte d'une pandémie de COVID en Pologne. Il s'appuie sur des exemples illustratifs de phénomènes observés dans le commerce de détail polonais depuis le début de la pandémie de COVID et à tenter de prévoir les développements futurs de ces innovations. L'article passe en revue les solutions innovantes mises en œuvre au cours de la période 2020-2021 par des détaillants sélectionnés (études de cas) qui ont innové en matière de services sans contact ou de ventes en ligne. Les auteurs défendent l'hypothèse que les innovations constatées à la suite de la Covid étaient en gestation avant cette période pandémique. Elles auraient été mises en œuvre indépendamment de la pandémie qui, selon les auteurs, n'a fait qu'accélérer la mise en œuvre de ces solutions innovantes là où elles auraient vu le jour, dans une proportion limitée. La vente au détail de produits alimentaires en ligne en est un exemple. Les deux auteurs sont des spécialistes du commerce de détail car leurs recherches portent sur ces sujets depuis de nombreuses années. Les analyses sont le fruit d'experts. En raison de la période d'observation du phénomène, il n'existe pas (encore) de données quantitatives qui présente l'impact à long terme de la COVID sur les stratégies des détaillants, les innovations qu'ils mettent en œuvre et l'acceptation de l'innovation par les clients. Aussi, les conclusions de cet article sont à considérer comme une première participation à la discussion ainsi que le début d'une recherche ultérieure plus fournie quant à l'impact d'une pandémie sur le commerce de détail en Pologne.

INNOVATION DANS LE COMMERCE DE DETAIL

Selon le Manuel d'Oslo, l'innovation est la mise en œuvre d'un produit (produit ou service) nouveau ou sensiblement amélioré, d'un processus nouveau ou sensiblement amélioré, d'une nouvelle méthode de commercialisation ou d'une nouvelle méthode d'organisation dans le domaine des pratiques commerciales, de l'organisation du lieu de travail ou de la relation avec l'environnement (Manuel d'Oslo, 2018). Les produits (produits et services), les processus et les méthodes (techniques, organisationnelles et de commercialisation) sont identifiés comme des innovations s'ils sont matériellement améliorés, selon le point de vue de l'entreprise qui les met en œuvre. Cela signifie que la définition de l'innovation, selon le Manuel d'Oslo, couvre tout le spectre des nouveautés qu'il s'agisse des nouvelles à l'échelle mondiale, en passant par les nouveaux produits sur le marché dans lequel opère l'entreprise, ainsi que les nouveautés que l'entreprise déclare comme telle, de son point de vue.

Dans ce secteur du commerce de détail, l'innovation se décrit quand elle est réussie et acceptée par les acheteurs des marchés concernés dès qu'un élément nouveau est apprécié qu'il s'agisse d'une amélioration des pratiques, de manière significative. (Chwiałek, 2014). Comme le souligne G. Davis (1992), sur l'innovation dans le commerce de détail, l'innovation dans le commerce de détail peut résulter d'une innovation de produit (qui est essentiellement orientée par la demande du marché) ou d'une innovation de processus (qui est essentiellement proposée par l'organisation), ou les deux à la fois. Dans le même temps, cet auteur souligne que toute innovation des solutions, réalisée par un détaillant, est souvent une innovation conduite par la technologie du fait que son cœur de métier n'est pas l'innovation radicale mais que ses préoccupations sont d'améliorer la facilité d'achat de ses clients dans les surfaces de vente. Selon les auteurs du présent document, il semble que l'affirmation de Davis soit quelque peu modifiée, compte tenu de l'orientation des changements survenus sur le marché depuis le début des années 1990. En effet, le développement des marques de distributeur ainsi que l'incidence des canaux de distribution ont déplacé le pouvoir de négociation du producteur vers le vendeur / intermédiaire / détaillant. Autrement dit, cette réorientation impacte le maillon de la chaîne de valeur qui a le contact le plus direct avec le client final. Les innovations relatives aux produits sont les plus importantes car elles sont en direct avec la demande des marchés, les grandes surfaces étant aux premières loges pour identifier l'évolution des besoins des clients. Or aujourd'hui, un scénario quelque peu différent existe pour toute innovation dans le processus par lequel le détaillant donne satisfaction à sa clientèle. Nous observons de nouveaux phénomènes dans lesquels il y a un effet combiné de l'innovation liée au produit et aussi celle liée à la technologie dans les pratiques du commerce de détail. De l'avis des auteurs de ce document, il ne faut pas séparer l'ensemble des sources d'innovation mentionnées jusque-là. Aujourd'hui, les tendances observées dans le commerce de détail sont des innovations hybrides entre les approches classiques et les pratiques qui s'aperçoivent au niveau commercial. Cette tendance est étayée par des recherches antérieures publiées par Pellegrini (1991), qui a suggéré que l'équivalent de l'innovation orientée par l'évolution technologique dans le secteur de la production industrielle se traduit par une innovation des procédures organisationnelles dans le commerce de détail. La "technologie" du détaillant doit être considérée non pas en termes d'expertise technique, mais en termes de capacité à s'organiser différemment. Un nouveau concept de vente au détail relève essentiellement d'une nouvelle manière de répondre aux besoins des consommateurs.

La revue de la littérature fournit de nombreux exemples de classification des innovations, y compris ceux consacrés aux innovations dans le domaine de la vente au détail. En raison des limites du présent document, les explorations détaillées ne seront pas fournies ici. Toutefois, les auteurs soulignent l'importance de trois grandes tendances qui influencent l'innovation dans le commerce de détail : 1/ la technologie/les technologies de l'information, 2/ l'environnement dont la concurrence fait partie, 3/ le comportement de l'acheteur. Les aspects des innovations qui se concentrent sur le transfert des coûts de distribution entre le client et le détaillant sont également importants. Alexander, Nall, Bailey, Shaw (2009) ont déjà souligné cet aspect important de l'innovation dans le commerce de détail. L'arrivée du libre-service a remplacé le détaillant/commerçant dans la prise en charge d'une grande partie du travail de manutention et de transport des marchandises à l'intérieur du magasin et jusqu'au domicile des clients avec les livraisons effectuées par de petits véhicules.

La spécificité du commerce de détail réside dans le fait que les coûts d'entrée dans cette activité, sont bas. Par conséquent, il est également relativement facile de copier rapidement les innovations des concurrents. Il s'agit là d'un défi majeur pour les commerçants, car la mise en œuvre de l'innovation ne garantit pas un avantage concurrentiel à long terme. D'ailleurs, dans une certaine mesure, l'innovation peut en elle-même entraver les performances opérationnelles des commerçants. En effet, le client qui utilise un canal numérique peut désormais télécharger des applications pour comparer les produits et les prix, obtenir des coupons de réduction électroniques, commander en ligne et organiser à sa guise, la collecte des produits commandés.

Quoi qu'il en soit, le secteur de la vente au détail est aujourd'hui une vaste plate-forme pour la mise en œuvre de l'innovation. Les innovations informatiques liées au commerce électronique sont au cœur de cet article. Elles modifient considérablement la nature des services commerciaux à tous les stades de la chaîne de valeur.

Sur la base de l'analyse des tendances actuelles dans le monde, rapportées par les commerçants lors de conférences commerciales au cours des cinq dernières années, cinq tendances sont identifiées comme les innovations les plus importantes dans le commerce de détail mondial à l'heure actuelle (Parcelpending, Publicis Sapient, Retail Trends, Insider Intelligence) :

- L'émergence de la réalité virtuelle et augmentée accompagnée de sa mise en œuvre dans les canaux de vente en ligne et en magasin.
- Le commerce omnicanal - l'intégration complète des différents canaux de vente qui permet aux acheteurs de passer de l'un à l'autre en toute transparence. Ces nouvelles pratiques permettent ainsi aux commerçants de surveiller les comportements d'achat et de conserver les informations relatives aux préférences des consommateurs. Ces données participent à l'amélioration des techniques de ciblage des clients.
- L'achat en ligne et le retrait en magasin (BOPIS). L'une des principales exigences d'un commerçant de la nouvelle génération est de valoriser l'expérience d'achat du client en lui permettant une expérience d'achat en ligne fluide afin qu'il puisse acquerir ses achats rapidement avec peu ou pas d'interaction humaine.
- La personnalisation. Traditionnellement, elle est réservée aux clients aisés, car le coût de production et de livraison d'un produit personnalisé est plus élevé qu'un produit standardisé. Toutefois, grâce aux récentes innovations technologiques, le marché de la vente au détail assiste aujourd'hui à l'émergence d'une personnalisation plus poussée.

- La livraison rapide. Les délais de livraison sont devenus l'un des principaux critères qui interfère dans la décision des acheteurs.

Chacune des tendances susmentionnées sont liées aux technologies de l'information. Les consommateurs adoptent les nouvelles technologies pour différentes raisons. Des modèles bien connus en marketing et en gestion indiquent pourquoi les nouvelles technologies ont tendance à être adoptées (par exemple, la facilité d'utilisation perçue et l'utilité perçue) et pourquoi elles ont tendance à être rejetées. Citons les risques financiers ou de performance médiocre des produits (De Bellis *et al.*, 2020). Cependant, les nouvelles technologies ont souvent du mal à s'imposer sur le marché, ce qui montre qu'il est difficile de convaincre les consommateurs d'adopter des technologies qui leur sont nouvelles et inconnues. Par exemple, les systèmes de recommandation en ligne ont été associés à une série d'avantages pour les consommateurs : une réduction des coûts de recherche de l'information, des décisions d'achat plus efficaces car plus rapides et, finalement une meilleure prise de décision. Les recherches menées par De Bellis et *al.* (2019) ont montré que les systèmes d'achat en ligne autonomes sont efficaces et permettent de gagner du temps. En effet, l'un des principaux arguments en faveur de ces technologies est qu'elles libèrent du temps qui peut être utilisé pour d'autres tâches potentiellement plus intéressantes pour le client. Ces remarques correspondent aux cinq tendances indiquées ci-dessus, qui soulignent le gain de temps pour l'acheteur. Se référant à l'objectif principal de cet article, les auteurs posent la question de savoir dans quelle mesure les circonstances spécifiques de la pandémie de COVID ont influencé les tendances indiquées dans le commerce de détail et quel sera l'avenir des innovations qui y sont liées.

ATTITUDE A L'EGARD DES INNOVATIONS DANS LE COMMERCIE DE DETAIL EN POLOGNE

La mise en œuvre des innovations dépend, d'une part, de la créativité dans l'élaboration de solutions innovantes et, d'autre part, de la volonté des clients d'accepter ces nouveautés.

La volonté d'innover est un important catalyseur de changement dans le commerce de détail. Le commerce de détail est un secteur très concurrentiel. Les acheteurs changent facilement de point de vente dans lequel ils effectuent leurs achats car les offres similaires se retrouvent dans très nombreux points de vente.

Le client de ces commerces de détail achète en conscience avec son système de valeurs mais celles-ci sont sujettes à des changements selon les contextes, ce qui rend difficile la fidélisation de cette clientèle (Kucharska, 2017). Les mutations observées en termes de comportements dans les pays à économies fortement développées, s'inscrivent dans la rupture avec les valeurs traditionnelles au profit d'aspirations immatérielles liées à la qualité de vie. Ces tendances sont également observées en Pologne. L'importance des valeurs liées à l'expression de soi et au développement individuel augmente. L'acquisition et la possession de biens procurent « plaisir et amusement » et s'inscrit dans la tendance de l'expression de soi. Le processus d'achat de biens et de services permet d'exprimer et de satisfaire les besoins liés au renforcement du "moi"

(Bylok, 2012). La nécessité d'une nouvelle vision de la fidélité du client dans un contexte du commerce de détail résulte également du développement de l'ère "I Con" ("I Consumer") - l'ère de l'indépendance, de l'intelligence, de l'éducation et de l'information, du multicanal, de l'engagement, du degré d'information que possède le consommateur ainsi que sa recherche de l'authenticité (Reformat, 2015). Il ne fait aucun doute que l'un des défis les plus importants en matière de fidélisation de la clientèle sera l'émergence de la génération des « Millennials » dans le commerce de détail. Ces clients-là ne connaissent que le monde dans lequel Internet est présent. Ils utilisent des appareils mobiles qui reflètent des besoins spécifiques, induisent des comportements spécifiques et reposent sur des valeurs bien différentes de celles des générations habituelles des clients du commerce de détail. Les « Millennials » apprécient les lieux d'achat physiques, mais leur souhait est désormais de vivre une expérience d'achat réussie lors d'une visite en magasin. (Matheny, 2019).

Par conséquent, dans la discussion sur les tendances de développement du commerce de détail, la question de l'innovation gagne en importance. Dans le même temps, il convient d'accorder une attention particulière aux tendances en matière de technologies de l'information, car il existe une convergence évidente avec les comportements et les besoins des acheteurs. Par conséquent, dans leurs projets d'innovation, les détaillants doivent tenir compte de la tendance à accepter les nouveaux produits par rapport au conservatisme des acheteurs. La question qu'il convient de se poser ici concerne l'acceptation de l'innovation. La société numérique acceptera-t-elle également le commerce numérique ? Quelle pourrait être la portée ou l'échelle potentielle du commerce numérique ? D'autres facteurs influenceront-ils l'innovation commerciale ? Avant que les auteurs ne passent à d'autres considérations, il convient de préciser que la pandémie de COVID en 2020-2022 a eu un impact très particulier sur le commerce de détail et a rendu certaines de ces questions particulièrement importantes.

L'étude montre que les consommateurs polonais sont ouverts d'esprit et prêts à tester de nouveaux produits. L'étude Nielsen BASES (2020) permet de conclure que lorsque les Polonais voient un nouveau produit, 75 % d'entre eux déclarent envisager de l'acheter s'il leur convient, et 20 % l'achètent toujours parce qu'ils aiment essayer de nouvelles choses. Toutefois, l'introduction et le maintien de nouveaux produits sur le marché constituent un défi de taille. Si l'on considère le nombre de nouveaux codes EAN uniques19 apparaissant dans les bases de données de Nielsen au cours des différentes années, on constate que le nombre de nouveaux produits introduits sur le marché polonais diminue progressivement. Ce taux s'élevait à 28 % en 2017, 22 % en 2018 et 18 % en 2019, respectivement. Dans le même temps, leur part dans la valeur totale des ventes de la catégorie FMCG[20] reste stable, voire augmente - 4,1 %, 3,9 % et 4,8 % aux années précédemment citées et dans l'ordre d'apparition. Il convient également de

[19] EAN - Le numéro d'article international (également connu sous le nom de numéro d'article européen ou EAN) est une norme décrivant une symbologie de code-barres et un système de numérotation utilisés dans le commerce mondial pour identifier un type de produit de détail spécifique, dans une configuration d'emballage spécifique, provenant d'un fabricant spécifique.

[20] FMCG - Fast Moving Consumer Goods (biens de consommation courante)

souligner que la plupart des nouveaux produits ne restent même pas un an dans les rayons des magasins. La spécificité du marché polonais, montre que parmi les innovations qui réussissent, plus de la moitié de celles-ci participent au maintien ou à l'augmentation des ventes et s'inscrivent sur du long terme.

LA PANDEMIE DE COVID ET LE COMMERCE DE DETAIL

Les défis posés par la COVID dans l'environnement extérieur ont eu divers effets sur le commerce de détail dans le monde entier. Au cours des années 2020-2022, les gouvernements du monde entier ont imposé des restrictions et une distanciation sociale afin de prévenir la propagation de la pandémie. Les clients du commerce de détail n'étaient pas autorisés à se rendre dans les magasins physiques (les centres commerciaux étaient fermés), ni autorisés à faire des achats avec leur conjoint ou leurs enfants. Ils devaient porter des masques et rester à leur domicile, sauf pour des raisons spécifiques. Des limites maximales de clients ont été imposées dans les magasins et, dans certains cas, les heures d'ouverture des magasins ont été réduites. Le chiffre d'affaires du commerce de détail a également diminué en raison des restrictions sur les déplacements (restrictions appliquées aux transports publics nationaux et internationaux). Les secteurs du tourisme, du divertissement et de la restauration ainsi que le commerce de détail ont été bloqués. Bien que la portée des limitations de la vie économique et sociale dans les différents pays d'Europe et du monde diffère, on peut dire conclure que l'on a constaté une limitation drastique des contacts interpersonnels. Cela a évidemment affecté les entreprises de vente au détail, qui répondent aux besoins récurrents des clients, ceux-ci étant attachés bien souvent à un magasin physique pour les prestations de services qu'il peut fournir.

Restrictions et recommandations pour la vente au détail en Pologne pendant la pandémie de COVID :
- limitation des activités de certains points de vente au détail,
- maintien de la distance entre les clients dans le magasin,
- règlementation du nombre de clients dans le magasin et/ou le nombre de clients par caisse,
- couverture de la bouche et du nez de tous, clients comme personnels sur le lieu de vente (utilisation obligatoire de masques),
- port des gants et désinfection des mains
- respect des "heures seniors" (deux heures durant la journée, les magasins étaient ouverts uniquement pour les personnes âgées de 65 ans et plus).

Les restrictions concernaient non seulement le commerce de détail, mais aussi la restauration et l'industrie du divertissement (fermeture de cinémas, par exemple). Dans certains domaines, il existe des liens commerciaux évidents (commerce de détail et restauration), de sorte que les effets de la pandémie de COVID dans le commerce de détail devraient être examinés non seulement en termes de restrictions strictement commerciales, mais aussi dans d'autres secteurs qui créent une valeur ajoutée grâce à des services commerciaux.

La liste détaillée des restrictions a évolué au fil du temps et correspondait à l'évolution de l'intensité de la pandémie. En raison de l'ampleur et de la spécificité de la pandémie de COVID, qui a eu des répercussions économiques et sociales sans précédent dans notre quotidien, les premiers résultats de la recherche sur les conséquences de la pandémie pour diverses industries, y compris le commerce de détail, sont en cours de publication.

Pilawa *et al.* (2022) ont montré que les détaillants qui possèdent une forte capacité d'innovation en matière de services, réussissaient mieux à gérer les nouveautés imposées par le COVID en termes d'attractivité de leur lieu de vente. L'étude de ces auteurs montre que pour les détaillants qui disposaient de magasins physiques, l'ouverture à de nouveaux services et la diversité de l'offre sont deux antécédents de leur capacité à innover. Les innovations en matière de services sont une source d'avantage concurrentiel, mais des données récentes issues de recherches approfondies menées en Suède suggèrent que leur importance est encore plus grande en période de crise. Pendant la pandémie de COVID, la situation a changé, en particulier dans les secteurs d'activité axés sur les personnes. Pendant la pandémie de COVID, les changements dans l'environnement virtuel des services ont mis un focus sur la capacité du commerçant à innover. En revanche, pour les détaillants en ligne, la modification de l'offre est essentielle pour rester compétitif et être perçu comme innovant.

Deloitte (2020) a fait état des conséquences de la pandémie sur le commerce de détail aux États-Unis et a souligné qu'au cours des premiers mois de la crise du COVID, on a assisté à une augmentation importante du commerce numérique. Les détaillants disposant de plateformes solides et d'analyses de données sophistiquées ont réussi à établir un lien avec les consommateurs et à leur offrir des services supplémentaires et de la valeur. Les consommateurs américains sont prêts à adopter et à explorer de nouvelles expériences numériques en raison des préoccupations de santé publique - télémédecine, apprentissage en ligne, paiements virtuels, commande et livraison de produits alimentaires en ligne. Ces tendances s'accéléreront à mesure du développement des applications dans le temps.

Kucharska *et al.* (2021) indiquent, sur la base de recherches menées en Pologne pendant la pandémie, que la sécurité du lieu d'achat est un facteur important dans le choix du lieu d'achat pour plus de deux tiers des personnes interrogées (69 %).

La recherche sur les effets de la pandémie de COVID dans le commerce de détail analyse aussi la dimension financière de l'expérience. On estime qu'en Pologne, les effets des fermetures de 11 semaines en 2020 ont été dévastateurs pour le secteur des centres commerciaux polonais. Ils ont causé plus de 50 milliards de PLN de pertes de chiffre d'affaires pour les commerçants-locataires. Ils ont diminué les revenus des propriétaires et des exploitants de plus de 5,5 milliards de PLN, ce qui représente plus de 50 % des revenus annuels. Ce phénomène a entraîné des faillites ou la disparition de certains détaillants de Pologne (Knecht-Tarczewska 2021). Les centres commerciaux continuent d'être affectés par d'autres effets de la pandémie, notamment un changement de comportement des clients. En effet, la peur de se retrouver dans des espaces bondés, une réduction des activités sociales des clients et la délocalisation de nombreuses activités vers des espaces virtuels ne les incitent pas à fréquenter les centres commerciaux. Ces effets sont visibles, entre autres, au niveau du chiffre d'affaires mensuel moyen et de la fréquentation des centres commerciaux en 2020 par rapport aux mêmes indicateurs de 2019 (26 % de visites en moins dans les centres commerciaux en décembre 2020 par rapport à décembre 2019). En outre, comme le montre le rapport Retailnet (2022), la fréquence des visites dans les centres commerciaux en Pologne est passée de 3,3 fois par mois pour la période précédant la pandémie à 2,9 fois pendant la durée de celle-ci.

EVOLUTIONS DU COMPORTEMENT DES ACHETEURS POLONAIS LORS DE LA COVID

Il convient d'analyser les changements constatés dans le comportement des acheteurs dans le commerce de détail en Pologne en situation de COVID, dans une perspective de court et de long terme.

Les mesures à court terme sont principalement des réactions rapides aux restrictions liées à la limitation des opérations dans les magasins et aux restrictions relatives à la distanciation sociale. Des exemples de ces conséquences à court terme sont les changements dans les modalités de paiement et l'accélération du développement des transactions bancaires de paiement (cartes bancaires, virements). Ces nouvelles formes de paiement représentent un aspect important de la nouveauté constatée dans le commerce de détail. Cependant, le développement des paiements sans espèces était déjà en œuvre depuis longtemps. La pandémie de COVID a accéléré certaines tendances qui émergeaient déjà. En mars 2020, la limite du seuil des paiements par carte sans contact a été relevée (de 50 PLN à 100 PLN), ce qui a permis d'utiliser le « sans contact » et ainsi d'accroitre les transactions sans utilisation d'argent sous forme numéraire.

Comme le montre le rapport du WIB, plus de la moitié des Polonais (54 %) pensent que pendant la pandémie, le nombre de commerces et de services où ils peuvent payer par carte a augmenté, et 38 % ont considérablement réduit leurs paiements en espèces au cours des derniers mois (Warto *et al.*, 2020). Dans le cas des zones rurales, l'amélioration des infrastructures à cet égard a été constatée par 57 % des habitants. Néanmoins, pour plus de 60 % des personnes, le problème réside dans la disponibilité insuffisante des paiements « sans contact » sur des lieux de consommation autres que les commerces.

Compte tenu de la situation épidémiologique actuelle, l'utilisation des différents moyens de paiement revêt un aspect supplémentaire lié à la santé et à l'hygiène. Comme l'ont montré certaines études de l'Organisation mondiale de la santé, les billets de banque et les pièces de monnaie traditionnelles peuvent être une source de transmission de virus. Cependant, comme le montre l'étude du WIB, la moitié des Polonais (51 %) pensent que l'argent sous forme de billet ou de monnaie, n'est pas porteur du coronavirus - les jeunes (18-24 ans) sont les plus nombreux à partager cette opinion (60 %). (Warto Bezgotówkowo, 2020). Les personnes interrogées sont également sceptiques quant aux appels à désinfecter régulièrement les cartes de paiement. Pas moins de 64 % des Polonais au cours des six derniers mois ont réalisé cette désinfection de leur carte pourtant utilisée pour les paiements de tous les jours.

De l'avis des auteurs du présent document, la grande augmentation des paiements autres qu'en espèces, considérée ci-dessus comme une réaction à court terme, ne peut toutefois pas être considérée comme se produisant uniquement lors du COVID. On peut supposer, avec une forte probabilité, que ces changements persisteront à moyen et à long terme.

Une autre tendance observée avec la pandémie de COVID est la remise en question des achats en magasin par une personne, au profit de commande en lignes et de la livraison à domicile. Toutefois, il convient de souligner que certains clients sont restés à l'écart des magasins par choix, et pas seulement pour des raisons d'interdictions liées à la pandémie de COVD. Les préoccupations sanitaires ont marqué tous les aspects des activités sociales et économiques en 2020-2021, et le commerce de détail n'a pas fait exception à la règle. Les préoccupations relatives à la santé et à la sécurité des épidémies resteront très probablement présentes dans l'esprit du public à court terme, ce qui entraînera probablement un changement permanent des habitudes d'achat.

Par conséquent, on peut s'attendre à ce que les innovations qui ont été mises en œuvre pour l'achat de produits, qui concernent le service sans contact et les paiements sans contact, soient mieux acceptées par les clients qu'elles ne l'auraient été dans le cadre d'une situation identique à celle de la période de pré-Covid.

LE COMMERCE ELECTRONIQUE EN POLOGNE : VUE D'ENSEMBLE

Au cours de la pandémie de Covid, quelques solutions nouvelles se sont vues imposées par la règlementation du pays. Sans leur mise en œuvre rapide par les commerçants et l'acceptation quelque peu forcée par les clients, il n'était plus possible de faire du commerce. À titre d'exemple, la pandémie a accéléré la numérisation de nombreux secteurs, y compris le commerce de détail.

Les entreprises étaient confrontées à un choix : passer au commerce électronique et à l'utilisation efficace de la technologie, ou ne plus exister économiquement. Toutefois, les commerçants n'ont pas été les seuls à être confrontés à cette nécessité. Il en va de même pour les acheteurs qui, par le passé, n'utilisaient le commerce électronique que de manière très limitée et que pour certains produits. Par exemple, dans le secteur du bricolage, les décisions administratives de fermeture des centres commerciaux ont contraint certains acheteurs à acheter en ligne, alors qu'ils ne pratiquaient leurs achats de cette manière, que très épisodiquement.

Toutefois, indépendamment de la pandémie de COVID et de ses conséquences sur le commerce de détail, le commerce électronique est un canal de distribution qui se développe de manière dynamique à la fois dans le monde, dans l'UE et en Pologne.

Le commerce électronique sur le marché B2C (« *Business to Consumer* »), c'est-à-dire les transactions d'achat et de vente conclues par des moyens électroniques, principalement l'Internet, entre les entreprises et les consommateurs, se développe de manière active depuis le début du 21e siècle. Pour donner suite à la pandémie, le commerce électronique mondial a connu en 2020 une expansion sans précédent. Il s'est étendu à de nouveaux secteurs de l'économie, auparavant "résistants" à la transformation numérique, et a également attiré des millions de nouveaux clients. On estime qu'en 2022, sa valeur aura presque doublé, passant de 2,9 billions de dollars en 2018 à 5,7 billions de dollars en 2022 (E-commerce i Fintechy, 2020).

Une croissance dynamique est également observée en Europe, de l'ordre de 13 %, atteignant près de 5 % du PIB de l'UE, avec une diversification géographique. Les pays d'Europe occidentale ont atteint leur maturité, tandis que les pays de la partie orientale de l'UE enregistrent des augmentations significatives. En conséquence, les recettes totales projetées sont estimées à 717 milliards d'euros en 2020 (graphique 1).

Graphique 1. Recettes du commerce électronique en Europe (en milliards d'euros)

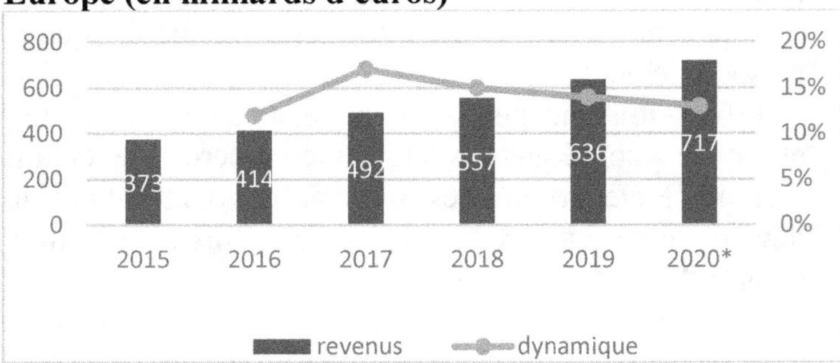

Source: *E-commerce i Fintechy. System naczyń połączonych. Raport, 300Research, Warszawa 2020.*

Actuellement, la Pologne fait partie des marchés européens à la croissance la plus dynamique (voir graphique 2), avec une augmentation de 30% du chiffre d'affaires entre 2020 et 2019 et un chiffre d'affaires de 15 milliards d'euros (E-commerce and Fintechs. Systemy naczyń połączonych. Report). Cela la place en 9e position parmi les pays de l'UE, où les leaders sont aux mêmes dates : le Royaume-Unis (200 milliards d'euros), l'Allemagne (103 milliards d'euros) et la France (94 milliards d'euros). (E-commerce i Fintechy, 2020).

Graphique 2. Ventes en ligne en Pologne (milliards d'euros) et comparaison de la dynamique de croissance du commerce électronique en Pologne et en Europe

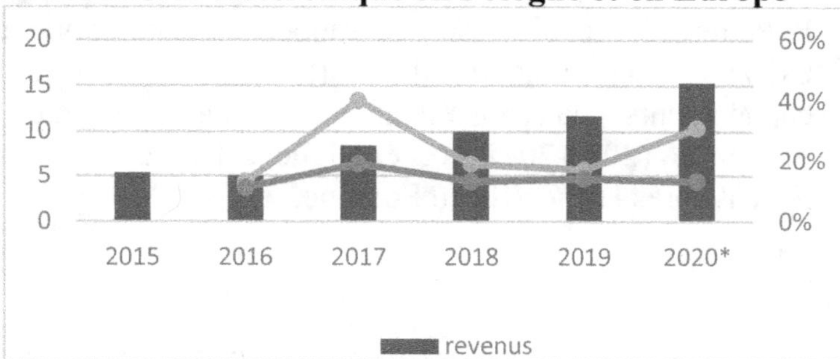

Source: *E-commerce i Fintechy. System naczyń połączonych. Raport, 300Research, Warszawa 2020.*

Les vêtements, chaussures et accessoires, les livres et la musique représentent les parts les plus importantes du commerce électronique polonais. Suivent ensuite les smartphones, l'électronique, l'électroménager et les cosmétiques. (Rapport : E-commerce Polska, 2020). Les résultats sont similaires aux tendances générales de l'UE (EuroCommerce 2021).

Selon le rapport sur le commerce électronique en 2019 en Pologne, les achats en ligne les moins réalisés étaient ceux des épiceries d'alimentation ainsi que les pharmacies. Cette ouverture du marché via le commerce électronique s'est imposée de manière naturelle et logique. La distribution intensive de produits de base dans les points de

vente traditionnels, ainsi que leur valeur pour les acheteurs (évaluation directe et individuelle du produit, en utilisant les sens du toucher, de la vue, du goût, de l'odorat) et les habitudes d'achat actuelles des clients, peuvent être considérées comme les critères les plus importants pour le choix de la méthode d'achat ainsi que le lieu d'achat.
La structure du marché du commerce électronique en Pologne décrite ci-dessus se rapporte à la période pré-COVID. Les auteurs de l'article ont observé les changements survenus dans ce domaine pendant la pandémie (2020-2022) et expliquent les tendances qui restent après le COVID en Pologne.

LE COMMERCE ELECTRONIQUE EN POLOGNE : DEVELOPPEMENT EN CROISSANCE GRACE A LA COVID

À la lumière de ce qui précède, les auteurs de ce document s'intéressent particulièrement à l'évolution de la vente au détail de produits alimentaires en ligne en Pologne. Le COVID a-t-il entraîné des changements dans le comportement des acheteurs de produits alimentaires ? La part du commerce de détail en ligne dans le total des ventes, a-t-elle évolué et comment ?

Comme l'indiquent Arm et *al.* (2022) sur le marché américain entre novembre 2019 et novembre 2021, les ventes en ligne de Walmart (détaillant de produits alimentaires par correspondance aux États-Unis) ont augmenté de 87 %, tandis qu'Amazon a vu ses bénéfices augmenter de 200 % pendant la pandémie. Cette augmentation est due en partie aux achats de produits alimentaires sur Amazon. L'enquête nationale représentative menée aux États-Unis a révélé que 34 % des ménages ont déclaré faire davantage d'achats en ligne depuis le début de la pandémie et que 60 % de ces ménages prévoyaient de continuer de faire leurs achats en ligne après la fin de la pandémie.

En Pologne, le début de la période pandémique (mars-mai 2020) a été caractérisée par des décisions gouvernementales imprécises et rapidement changeantes. Il manquait aussi un calendrier planifié pour les actions mises en œuvre dans le pays. C'est pourquoi de nombreux commerçants, soucieux de la baisse de leur chiffre d'affaires, ont introduit par eux-mêmes, des règles relatives à la sécurisation directe des lieux de vente traditionnels. Il s'avère que des règles de sécurité aient été introduites aussi au niveau national pour la période COVID. Cependant, si l'on considère la période qui se prolonge jusqu'en 2022, la réponse des détaillants à la situation environnementale de la COVID sur le marché polonais, peut être divisée en trois groupes :

- Passif : le détaillant a appliqué les réglementations imposées par le gouvernement et n'a pas mis en œuvre de défis supplémentaires dans son modèle d'exploitation.
- Actif : dans une mesure limitée, le détaillant a appliqué les réglementations imposées par le gouvernement mais a simultanément mis en œuvre des nouveautés dans son modèle d'exploitation habituel, principalement en développant des services en ligne (paiements sans espèces, services sans contact, achat en ligne et retrait en magasin).
- Très actif : le détaillant a appliqué les règlementations imposées par le gouvernement tout en développant progressivement et en mettant en œuvre des nouveautés

importantes relatives à son modèle d'exploitation habituel. Citons des changements entre les canaux de vente - de la dominance du magasin à la dominance du canal en ligne, une réduction du canal de vente en magasin, une fermeture des canaux de vente en magasin en Pologne de la part d'investisseurs étrangers. Le marché polonais est depuis, principalement soutenu que par le e-commerce. Il en résulte alors des évolutions à long terme du modèle économique de l'entreprise.

Les auteurs de cet article soulignent que les observations ci-dessus sont le résultat d'études pilotes et que des recherches approfondies devront être menées dans un avenir proche afin d'analyser et d'évaluer les tendances à long terme du commerce de détail, tant sur le marché intérieur polonais qu'à l'échelle internationale.

Un sujet de recherche intéressant est l'influence du comportement des acheteurs pendant le COVID sur les achats de produits alimentaires. L'alimentation est une catégorie de produits dont les achats sont plutôt quotidiens et les achats s'effectuent de manière régulière tout au long du temps. Si l'achat de biens durables permet d'éviter une situation de pandémie, les achats de denrées alimentaires doivent être effectués en permanence. En outre, on peut supposer qu'en raison des restrictions dans le secteur de la restauration et du tourisme, le chiffre d'affaires du commerce de détail alimentaire devrait augmenter. En particulier, les défis liés à la vente au détail de produits alimentaires en ligne en Pologne, accélérés par le COVID, ont été identifiés.

Les comportements d'achat des clients polonais ont été modifiés pendant le COVID. Comme l'a montré une étude menée en mai 2020, après les deux premiers mois de la pandémie, un acheteur polonais sur cinq s'inquiétait de sa propre maladie et 12 % du manque de nourriture et de produits d'hygiène. Dans le même temps, plus de la moitié des personnes interrogées ont limité leurs déplacements (Rapport : *E-commerce during the 2020 crisis*). Par conséquent, les achats en ligne concernaient principalement l'achat de produits alimentaires (pâtes, sauces, céréales, conserves) et de produits d'hygiène (papier hygiénique, savon et désinfectants). 38 % des consommateurs ont acheté en ligne les produits alimentaires, les produits d'hygiène et les produits chimiques dont ils avaient besoin. 37 % considèrent que cette forme d'achat est plus sûre, et parmi les personnes qui font régulièrement des achats en ligne, ce pourcentage atteint même 70 %. La constitution de réserves pendant la période de la quarantaine était plus populaire parmi les internautes qui achetaient en ligne que dans les magasins. En juin 2020, 55 % des cyberacheteurs déclarent avoir effectué des achats plus importants de produits de nettoyage, et 48 % déclarent avoir acheté des produits d'épicerie en ligne. Cependant, les résultats de ces études ne montrent pas l'ampleur de ces achats. Il n'existe pas de données fiables sur la valeur du chiffre d'affaires de l'épicerie en ligne polonaise après mars 2020. Outre les produits chimiques ménagers et les produits d'épicerie, les catégories les plus fréquemment achetées en ligne pendant la période de quarantaine sont les vêtements et les chaussures, ainsi que les produits de santé (Rapport : E-commerce during the 2020 crisis).

La dernière étude menée par CBRE montre que les restrictions introduites dans le cadre de la pandémie ont incité 13 % des personnes interrogées à faire plus souvent leurs courses en ligne. Par ailleurs, 5 % des clients ont passé une telle commande pour la première fois au cours des deux premiers mois de la pandémie en 2020 (BlueMedia Report, 2022). Selon le rapport Gemius (2021) basé sur des recherches menées plus tard, à la fin de 2020, 30 % des e-consommateurs achètent plus de produits en ligne, et 33 % font des achats en ligne plus souvent. Pour 13 % des personnes interrogées, l'achat en ligne est devenu le premier canal d'achat lorsqu'elles recherchent des produits. En 2019, l'épicerie en ligne représentait 0,9 % du commerce électronique polonais (Gamius Report, 2021). Les produits alimentaires ne figurent en tête du classement des internautes que dans un seul cas : lorsque les clients répondent à la question sur les produits qu'ils regardent en ligne et qu'ils achètent dans les magasins traditionnels. Cette tendance soulève des questions sur l'avenir de l'épicerie en ligne en Pologne. Les auteurs de ce document ne disposent pas d'informations statistiques montrant la valeur et la part de l'épicerie en ligne en Pologne en 2021. De telles informations sont nécessaires pour quantifier le développement d'un phénomène. Cependant, les recherches menées par PWC montrent que le marché de l'épicerie en ligne en Pologne se développera de manière tout aussi dynamique entre 2022 et 2026, en moyenne à hauteur de 40 % par an. Les experts estiment qu'en 2026, la valeur des ventes de produits alimentaires en ligne atteindra 18 milliards de PLN, soit plus de 11 % de la valeur brute totale du commerce électronique.

EXEMPLES DE SOLUTIONS NOUVELLES MISES EN ŒUVRE DANS LE SECTEUR DE LA DISTRIBUTION ALIMENTAIRE EN POLOGNE

Cette partie de l'article présente quelques exemples de nouveautés mises en œuvre par les commerçants sur le marché polonais après le début de la pandémie de COVID. Comme nous l'avons souligné précédemment dans ce document, du temps est nécessaire pour observer les conséquences de la pandémie sur le secteur du commerce de détail en Pologne. Les effets durables pourront être analysés après 2023. Les exemples choisis présentés ci-dessous, sont, selon les auteurs, des observations intéressantes pour de futures investigations de recherche ultérieures.

Exemple 1 : Żabka

La chaîne Żabka occupe une position de leader dans les pratiques commerciales des ventes de proximité. Elle est la plus grande chaîne de magasins de proximité en Pologne avec plus de 7 000 magasins de proximité tenus par plus de 5 600 franchisés sous la marque Żabka.

Le réseau innove régulièrement. Cependant, dans le cadre de la réponse à la pandémie COVID, trois services ont été spécifiquement mis en place : deux services pour les clients :

1/ un service de click&collect,

2/ la livraison,

3/le *e-learning* pour réaliser, pour la première fois, la formation destinée aux employés.

Żabka a également lancé le service de *click & collect* et la livraison à domicile dans certains magasins pour aider les clients qui préfèrent éviter de faire leurs achats par eux-mêmes. Le *click & collect* permet aux clients de commander des produits dans l'application mobile żappka, puis de les récupérer en magasin. En coopération avec Uber Eats, les clients peuvent commander des produits en magasin par l'intermédiaire du service de livraison et donc conjuguer achat et livraison. Żabka a étendu la portée de la formation des franchisés et des employés des magasins sur la plateforme d'apprentissage en ligne. Cette plateforme était également disponible avant la pandémie, mais l'éventail des formations disponibles était beaucoup plus restreint. En raison de la pandémie, de nombreuses formations auparavant dispensées en interne ont été mises en ligne. Par conséquent, l'ensemble du programme de formation du réseau est disponible sous forme d'apprentissage en ligne.

Les trois innovations mentionnées, mises en œuvre à Żabka, sont des exemples de solutions mises en œuvre au cours de la première période de la pandémie de COVID et pourraient être classées comme des réponses immédiates et à court terme à l'adaptation des circonstances environnementales. Cependant, les innovations proposées étaient déjà en cours de développement, seul le moment de leur mise en œuvre a été accéléré. En outre, Żabka continue de développer des projets innovants à long terme tels que le magasin Żappka ou la construction d'un nouveau centre logistique.

Le magasin Żappka est un nouveau format qui a ouvert ses portes en 2021. Il s'agit du premier magasin sans caisses ni service - vous pouvez y faire vos achats 24 heures sur 24, en utilisant uniquement l'application mobile żappka. Żappka Store est un format conçu pour les endroits où il n'est pas possible d'ouvrir un magasin Żabka standard avec service et caisses. Mais c'est aussi une excellente solution lorsque, en raison de restrictions législatives, un magasin de services traditionnel ne peut pas fonctionner. Cela s'applique à des situations extrêmes comme la pandémie de Covid, mais c'est aussi une réponse à l'interdiction d'ouvrir des commerces de détail les dimanches et jours fériés, en vigueur en Pologne depuis 2018.

Pour faire des achats dans les magasins Żappka, le client a besoin d'un smartphone avec l'application żappka installée et l'activation du service Żappka Pay. Avant d'entrer dans le magasin, l'application génère un code QR unique par client. Il sera scanné sur le lecteur à la porte. Après avoir scanné le code, la porte s'ouvrira automatiquement. Dans le magasin, il suffit de prendre les produits sélectionnés sur l'étagère et de quitter le magasin. Un système de caméra installé dans le magasin Żabka, utilisant des algorithmes tels que le « deep learning », reconnaît les produits retirés des étagères, calcule le montant approprié, puis finalise le paiement en utilisant la carte de paiement attachée à Żappka Pay. Le système n'identifie pas les clients et ne se souvient pas de l'image, ce qui garantit une confidentialité et une sécurité totale. Żappka Store utilise la plateforme innovante AiFi OASIS (Orchestrated Autonomous Store Infrastructure & Services), c'est-à-dire un système de caméras qui utilise des algorithmes d'intelligence artificielle avancés.

Autre exemple, la construction d'un centre logistique moderne et entièrement automatisé situé près de Varsovie, qui a débuté à la mi-janvier 2021 et devrait s'achever en 2022. L'entrepôt sera entièrement automatisé et économe en énergie afin de réduire au maximum l'empreinte carbone du centre. Le nouveau centre logistique sera caractérisé par une grande capacité de stockage, des zones de refroidissement

des logements et des systèmes avancés qui soutiennent l'automatisation des processus logistiques.
En présentant ce projet du centre logistique de Żabka, il convient de souligner que le détaillant a commencé à mettre en œuvre l'investissement innovant pendant la pandémie. Ainsi, les conséquences du lockdown/Covid n'ont pas poussé le détaillant à renoncer à la mise en œuvre de l'innovation. On peut même dire que le rythme de leur mise en œuvre s'est accéléré.

Exemple 2 : Rossmann et Hebe
Rossmann a pris la première place parmi les marques de pharmacies en ligne, spontanément mentionnées par les internautes polonais (Rapport : Gemius, 2020), tandis que la deuxième place a été prise par son concurrent le plus proche - la chaîne de pharmacies Hebe, qui a également entrepris des activités pour activer numériquement ses clients. Les deux chaînes, outre le rayon cosmétique, qui représente la majeure partie du chiffre d'affaires, ont récemment développé le rayon des plats cuisinés. L'extension de l'offre de produits constitue en soi une innovation de produit. Toutefois, ce qui est intéressant du point de vue de l'analyse menée dans le présent document, c'est que cette innovation s'accompagne d'innovations importantes dans le domaine des technologies de l'information et du commerce électronique.

Rossmann a lancé une campagne intensive de promotion des achats par le biais d'une application pour smartphone (à partir de janvier 2021). Elle était associée à la possibilité de faire des achats avec une réduction uniquement pour les propriétaires de cette application, mais mettait également l'accent sur la rapidité de livraison des commandes (2 heures) et le choix de l'une des quatre options de livraison (livraison à domicile, retrait dans un magasin stationnaire, livraison par coursier et casier à colis). Les avantages mis en avant correspondent tout à fait aux tendances qu'évoquaient les consommateurs polonais avant la pandémie. En effet, les clients polonais mentionnaient des coûts et des prix plus bas ainsi que des remises pour les acheteurs en ligne (Gemius) comme les éléments les plus importants qui les incitaient à faire des achats en ligne plus souvent.

A l'automne 2020, de nouvelles caisses enregistreuses ont fait leur apparition dans les magasins Rossmann. Il s'agit d'une combinaison de caisses traditionnelles et de caisses en libre-service. Les caisses sont destinées à faciliter la vie des personnes handicapées. Elles présentent un contraste accru et une police de caractères spéciale pour faciliter les achats des personnes malvoyantes.

Outre le système intuitif, les nouvelles caisses ont été conçues de manière à combiner les fonctions des caisses traditionnelles et des caisses en libre-service. Un écran mobile de 15 pouces, orientable à 180 degrés, permet à la caisse d'être utilisée par un employé du magasin ou par un client si le stand ne dispose pas de caissier. Il suffit au client de tourner l'écran vers lui et de commencer à scanner lui-même les produits. En outre, l'écran peut se déplacer de haut en bas, ce qui permet d'adapter sa hauteur au client. Grâce à cette solution, les personnes en fauteuil roulant peuvent abaisser l'écran au niveau approprié et effectuer un achat confortablement, tandis que les personnes plus grandes peuvent ajuster l'écran à leur propre taille.

Les investissements dans le service *click & collect* de Rossmann constituent un autre exemple de solutions

innovantes en matière de commerce électronique. Le réseau a mis en place un système de solutions permettant de gérer efficacement les processus opérationnels. L'une de ces solutions est la tablette Surface Go, utilisée par les employés des magasins pour faire fonctionner le système *click & collect*. La visualisation des rayons sur l'écran permet de collecter et de préparer rapidement une commande pour le client. La facilité d'utilisation des tablettes Surface Go est également mise à profit pour communiquer avec les employés et dispenser des formations en ligne.
Surface Go est également utilisée pour planifier la distribution des marchandises dans les magasins et pour présenter des articles individuels. La tablette affiche le plan du magasin, de sorte que l'employé dispose d'une disposition précise des rayons et des étagères.

Le système Rossmann Go est opérationnel en Pologne depuis décembre 2020. Le système permet aux clients de faire des achats en gérant ses livraisons. Chaque client disposant de l'application Rossmann pourra sélectionner un produit, le scanner à l'aide de l'application, le mettre dans le panier et le payer simplement à l'aide d'un virement rapide, de BLIK ou d'une carte de crédit. Vous entrez donc dans le magasin, vous prenez les produits et vous partez. Il n'est pas nécessaire de contacter le personnel du magasin.

Toutefois, il est important de souligner que toutes ces innovations mises en œuvre dans le commerce de détail permettent au client d'effectuer des achats sans devoir recourir au service vendeur/caissier.

CONCLUSION

La définition du commerce électronique, qui détermine par conséquent les sources de données et la possibilité de les comparer, constitue une limite importante à considérer. Le concept de commerce électronique, utilisé dans le présent document, désigne les transactions électroniques, c'est-à-dire la conclusion de contrats d'achat et de vente entre le soumissionnaire et l'acheteur. Toutefois, au fil du temps, ce concept a acquis une signification plus large, en raison des possibilités toujours plus grandes d'établir des contacts sur le marché et de l'élargissement de leur nature (par exemple, les télépathes de la santé, dans cette approche, peuvent également être considérés comme un élément du commerce électronique).

Le concept de vente au détail et les exemples de vente au détail de produits alimentaires en ligne étudiés plus en détail dans le présent document, sont également soumis à des changements radicaux. Du simple service de détail basé sur la livraison de produits alimentaires du producteur à l'utilisateur final, le commerce de détail évolue vers l'expansion de la valeur ajoutée et la fourniture de services supplémentaires, par exemple ne pas se contenter de vendre du café en grains (que le client préparera chez lui), mais proposer du café prêt à l'emploi dans une tasse, adaptée au transport ; ne pas se contenter de sandwichs à préparer soi-même, mais proposer des sandwichs prêts à l'emploi ; ne pas avoir à passer quelques minutes dans une papeterie pour faire ses achats - les achats peuvent être commandés dans l'application sur les smartphones et éventuellement seulement récupérés "en route", prêts à être livrés au client. Cela s'inscrit dans la tendance du commerce de proximité et on peut clairement affirmer que la pandémie de COVID a accéléré la mise en œuvre de solutions du groupe de proximité, encapsulées dans des technologies informatiques modernes, qui visent généralement à réduire la charge de travail humain dans le service de vente finale (contact limité entre l'acheteur et le vendeur dans un point de vente traditionnel). Les services logistiques semblent être un facteur critique qui détermine la poursuite des tendances accélérées dans les défis du commerce de détail. Ils déterminent le développement du commerce électronique. D'autre part, pour l'épicerie en ligne, l'attitude du client est cruciale pour la poursuite de la tendance au développement. Convaincre les clients que les produits alimentaires achetés en ligne répondront à leurs attentes détermine le développement de l'épicerie en ligne. En fait, la raison qui a déclenché une telle tendance n'est pas pertinente. COVID a incité les clients à accorder plus d'attention aux questions de sécurité en cas d'épidémie, et donc à limiter les contacts avec des inconnus, souvent dans des groupes plus importants (et ces contacts ont lieu dans les magasins). Toutefois, il convient de souligner que cette tendance est très bénéfique pour les détaillants qui cherchaient à transférer certains coûts de distribution aux clients et que les solutions informatiques innovantes sont très utiles dans ces processus. Le COVID a accéléré sa mise en œuvre et a contribué à accélérer l'acceptation de ces nouvelles solutions par les clients.

Références

Alexander A., Nell D., Bailey A. R., Shaw G. (2009), "The Co-Creation of a Retail Innovation: Shoppers and the Early Supermarket in Britain". *Enterprise & Society*, Vol. 10, No 3, p. 529-558, <https://doi.org/10.1093/es/khp016>,

Bylok F. (2012), "Orientacja na przyjemność w zachowaniach konsumentów». *Konsumpcja i Rozwój*, Vol. 2, No 1, p. 48-60.

Chwiałek J. (2014), "Kierunki innowacji w handlu", *Handel wewnętrzny,* Vol. 2, No 349, p. 87-102.

Davis G. (1992), "Innovation in Retailing", *Creativity and Innovation Management*, Vol. 1, No 4, December, p. 230-239.

De Bellis E., Venkataramani J. G. (2020), "Autonomous Shopping Systems: Identifying and Overcoming Barriers to Consumer Adoption". *Journal of Retailing*, Vol. 1, No 96, p. 74-87.

Knecht-Tarchewska M. (2021), "The impact of the COVID-19 pandemic on the operation of shopping centres and stakeholders interests", *Biblioteka Regionalisty/Regional Journal,* No 21, p. 28-40, DOI: 10.15611/br.2021.1.03

Kucharska B. (2017), «Lojalność klienta - wyzwanie dla przedsiębiorstw handlu detalicznego». *Handel wewnętrzny*, vol. 5, n° 370, p. 260-268.

Matheny R. L. (2019), "Redefining the Future of Retail: Millennials and Gen Z Envision a More Sustainable Retail Culture". *J Textile Sci & Fashion Tech*, Vol. 3, No 4, DOI: 10.33552/JTSFT.2019.03.000570

Pellegrini L. (1991), "The Internationalisation of Retailing and 1992 Europe". *Journal of Marketing Channels*, Vol. 1, No 3, p. 3-27

Pilawa J., Witell L., Valtakoski A., Kristensson P. (2022), "Service innovativeness in retailing: Increasing the relative attractiveness during the COVID-19 pandemic". *Journal of Retailing and Consumer Services*, Vol. 67, p. 1-10

Reformat B. (2015), «I Con - Ja konsument, czyli era nowego, inteligentnego, wielokanałowego konsumenta w handlu detalicznym». *Handel Wewnętrzny*, vol. 3, n°356, p. 205-215.

Rapports

Arm K., Miller L., Tucker A.C. (2022), « Online Grocery Shopping During the COVID-19 Pandemic», https://www.thinkglobalhealth.org/article/online-grocery-shopping-during-covid-19-pandemic, access: 2022-01-30

Breakthrough Innovation Report Poland (2020), *Nielsen BASES Report*,https://www.nielsen.com/wp-content/uploads/sites/3/2020/06/Nielsen Breakthrough-Innovation-Poland-Raport-2019.pdf

De Bellis E., Venkataramani J. G., Schweitzer N. (2019), "The Protestant Work Ethic, Consumers' Quest for Meaning, and the Adoption of Autonomous Products" in "E-commerce et Fintechy. *System naczyń połączonych. Report300 of Research*, Warszawa, https://static.300gospodarka.pl/media/2020/11/Raport_-Ecommerce-i-fintechy_System-naczy%C5%84-po%C5%82%C4%85czonych_2020-r..pdf

Rapport sur le commerce électronique en Europe (2021), https://ecommerce-europe.eu/wp-content/uploads/2021/09/2021-*European-E-commerce-Report-LIGHT-VERSION*.pdf

Rapport Gemius (2021), E-commerce w Polsce 2021, https://www.gemius.pl/wszystkie-artykuly-aktualnosci/raport-e-commerece-w-polsce-2021-w-komentarzu-bartosza-wojcika.html, accès 2021-10-27

Rapport sur les tendances et innovations du commerce de détail dans le monde, 2019 https://bluemedia.pl/baza-wiedzy/blog/ecommerce/jak-zmienia-sie-rynek-egrocery-w-polsce accès : 2022-03-01

Kucharska B., Malinowska M. (2021) «Konsument w przestrzeni handlu detalicznego w czasie pandemii COVID-19», i style życia. *Ekonomiczne, społeczne i zdrowotne skutki pandemii*, Nowak W., Szalonka K. (red), DOI : 10.34616/142070

Manuel d'Oslo (2018), « La mesure des activités scientifiques, technologiques et d'innovation », Lignes directrices pour la collecte, la déclaration et l'utilisation des données sur l'innovation, *OCDE - Eurostat, 4th ed.*, https://www.oecd-ilibrary.org/docserver/9789264304604-en.pdf?expires=1623788508&id=id&accname=guest&checksum=7CB91F6D9077D65952A7C79EA256AE75

E-commerce w czasie kryzysu (2020), *Izba Gospodarki Elektronicznej*,https://eizba.pl/wp-content/uploads/2020/03/E-commerce-w-czasie-kryzysu-2020.pdf

E-commerce w *Polsce Gemius dla e-Commerce Polska*, www.gemius.pl (2020), "The retail evolution's great acceleration How to maneuver in the pandemic-driven recession", *Deloitte Report*, 2020, https://www2.deloitte.com/us/en/pages/consumer-business/articles/retail-recession.html, access: 2021-09-02

Warto Bezgotówkowo (2020), Raport, Warszawski *Instytut Bankowości*, https://zbp.pl/Aktualnosci/Wydarzenia/Warto-Bezgotowkowo-2020%E2%80%9D-pandemia-zmienia-zwyczaje-platnicze-Polakow access : 2020-11-07

Wpływ pandemii na zachowania klientów centrów handlowych (2022), *Retailnet Report,* https://retailnet.pl/2022/03/14/95705-wplyw-pandemii-na-zachowania-klientow-centrow-handlowych/ access : 2022-03-15

Références - Internet

https://retailtrends.pl/ access : 2022-05-25
https://www.7rsa.pl/en/news/zabka-polska-and-7r-to-create-a-fully-automated-logistics-center-near-warsaw-poland accès : 2021-04-12
https://www.insiderintelligence.com/insights/future-retail-trends-industry-forecast/ accès :2022-03-28
https://www.parcelpending.com/blog/5-retail-innovation-concepts/ accès : 2022-01-14
https://www.publicissapient.com/industries/retail ? accès : 2022-01-14

LES SALONS PROFESSIONNELS DE DEMAIN DANS LE DOMAINE DE LA SANTE ET DE L'ENVIRONNEMENT : L'IMPACT DE LA COVID-19

Pellat, Ghislaine
Université Grenoble Alpes
Laboratoire CERAG, France
Hadjitchoneva, Juliana
Nouvelle université bulgare, Bulgarie
Pithon, Francis
Eurom2, France

Abstract
The Covid crisis19 has had a serious impact on the practice of trade fairs from the point of view òf both investors and visitors.) The study conducted in the health and environment sectors is of great interest to trade show organisers in terms of new practices to come. Trends of change that were embryonic before Covid-19 have proven to be real changes for the future. The authors describe the investment behaviour and business practices of five international organisations in their markets. Based on the customer experience, the conclusions of this paper are that omnichannel practices are needed for the future.

Résumé
La crise de la Covid19 a impacté sérieusement la pratique des salons professionnels tant du point de vue des investisseurs que du visitorat). L'étude menée dans les secteurs de la santé et de l'environnement est d'un fort intérêt pour les organisateurs de salons professionnels quant aux pratiques nouvelles à venir. Les tendances de changement qui étaient embryonnaires avant la Covid-19 se sont avérées de réels changements pour le futur. Les

auteurs décrivent les comportements d'investissement et de pratiques commerciales auprès de 5 structures internationalement présentes sur leurs marchés. Au regard de l'expérience client vécue, les conclusions de cet article convergent pour que des pratiques omnicanales s'imposent pour le futur.

JEL Classification **: M16, M31, M37**
Keywords : **Customer experience, professional exhibitions, health, environment, crisis**
Mots clés : **expérience client, salons professionnels, santé, environnement, crise**

INTRODUCTION

Les salons professionnels représentent des outils promotionnels importants pour la commercialisation de nombreux produits et services (Hansen, 2004). Ils constituent un enjeu commercial pour les entreprises en termes financiers et en termes de retour sur investissement. A cet égard, leur efficacité est suivie avec attention par les dirigeants commerciaux. Déjà, avant la COVID-19 le secteur de l'organisation des salons professionnels a connu un développement impressionnant en devenant une industrie de plusieurs milliards d'euros (Hansen, 2004 ; Reinhold *et al.*, 2010 ; 2017). En 2019, parmi les plus grands organisateurs, classés en volume de chiffre d'affaires généré (Statista, 2021), deux sociétés britanniques (Informa et Reed Exhibitions) arrivent en tête avec 3 576 millions d'euros, suivies par les sociétés allemandes (les sociétés MESSE Frankfurt, Köln, München, Düsseldorf et Berlin) avec 2 633 millions d'euros, puis, les sociétés suisses et

américaines avec respectivement 409 et 322 millions d'euros.
Le modèle d'affaires des salons professionnels est construit sur la base de la vente d'espaces dédiés à des exposants afin que ceux-ci puissent rencontrer un univers de clients professionnels identifiés comme des utilisateurs intéressés par les solutions. Le succès d'un salon dépend du visitorat (induit lui-même par les efforts faits par les exposants et l'organisateur) (Lin et *al.*, 2016), trois parties prenantes très interdépendantes. L'évaluation de cette réussite s'établit par l'indice de satisfaction globale (Reinhold *et al.,* 2017)
Tout exposant investit dans un stand dont le prix est variable en fonction de la surface du stand et de son taux d'équipement demandé (jusqu'aux services de collecte des données du visitorat). Ce prix évolue en fonction de la notoriété du salon, de son emplacement (ville d'accueil) et de la rareté des surfaces de vente disponibles. Depuis une dizaine d'années, la participation à de tels salons est discutée âprement dans les entreprises, car elle induit des sommes importantes investies dans la réservation de surfaces d'exposition ainsi que les déplacements nombreux des personnes organisatrices des stands (techniciens, standistes, transporteurs, électriciens, commerciaux). Les frais d'hébergement associés à ces déplacements constituent un poste de dépense très important lors des salons qui durent entre 3 et 5 jours. De manière progressive, depuis les années 80, le modèle d'affaires a connu des changements essentiellement sous l'effet des avancées technologiques. Dès lors, les salons professionnels intègrent des technologies diverses mais leur format général n'a pas eu de remise en cause majeure. Au regard des aspects financiers et des enjeux des coûts d'investissement pour maintenir ou

acquérir de nouveaux clients (Imhof *et al.*, 2020), les salons professionnels sont les lieux adaptés dans lesquels les exposants peuvent proposer une expérience client pertinente à l'image du magasinage (Bèzes, 2019) ou du e-commerce (Bleier *et al.,* 2019). Avant la COVID-19, bon nombre d'entreprises et de syndicats professionnels se posaient la question de la pertinence d'investir dans ces salons pour y gérer au mieux leurs relations commerciales qu'il s'agisse de la prospection ou du développement des affaires avec leurs clients existants. Entraient dans l'évaluation du retour sur investissement « the social value », le fait d'être présent « sur le chemin » des clients afin de les rencontrer et d'y investir à nouveau pour les années suivantes (Kang *et al*, 2011). Pour les entreprises qui n'assurent pas la place de « leader » sur le marché, ces salons sont l'occasion d'y construire un réseau international de distributeurs et d'y collecter de nouveaux clients potentiels (Gerschewski *et al.*, 2020). Le coût d'acquisition d'un nouveau client est alors aisé à calculer.

La COVID-19, qui a bloqué tout déplacement dans le monde entier, a directement impacté les sociétés organisatrices et les exposants en les obligeant à intégrer l'utilisation d'outils virtuels. Elle a donc interrogé les pratiques commerciales et a permis d'orienter les relations avec les clients vers des expériences relationnelles nouvelles (Siebert, 2020).

Dans cette étude, nous tentons de percevoir les changements du modèle des salons professionnels que la pandémie a mis en lumière mais qui étaient en latence avant cette période. Notre étude se place du point de vue des exposants qui investissent dans l'achat d'espace des salons professionnels internationaux afin d'y rencontrer leurs clientèles existantes ou de nouveaux prospects, les '*leads*'. Nous avons étudié en même temps le modèle économique actuel des salons professionnels et ses changements en cours, le format virtuel en tant que pratique déjà établie ou non, la place attribuée au contact en face à face, l'efficacité de l'investissement commercial, et enfin les formes d'organisation dans le futur. Spécifiquement, nous nous sommes concentrés sur (i) les motivations et les objectifs pour exposer dans un salon, (ii) l'évaluation de la performance par les exposants à la suite de la participation aux salons, (iii) la satisfaction des exposants vis-à-vis de l'organisation virtuelle vécue. Nous avons revisité le modèle actuel sous l'angle des expériences et des engagements des clients-visiteurs.

Cette étude répond à une interrogation d'une association de syndicats européens dans le domaine des équipements de laboratoire dans les secteurs de la santé et de l'environnement. Ces laboratoires sont essentiels pour la recherche et le contrôle de la qualité dans des domaines tels que la chimie, la biotechnologie, la pharmacie, la médecine, les cosmétiques, l'alimentation et l'environnement. A ce titre, ils sont des moteurs clés de l'innovation et du développement économique pour les avancées des secteurs de la santé et de l'environnement. « S*ans laboratoires, pas d'avenir pour la santé et l'humanité* » a déclaré l'un des interviewés.

LES SALONS PROFESSIONNELS INTERNATIONAUX, UN INVESTISSEMENT COMMERCIAL DONT L'ENJEU EST LA RENCONTRE AVEC LES CLIENTS

Les objectifs associés à la participation à un salon professionnel international sont divers pour un exposant. Son principal intérêt est l'espérance d'acquisition de nouvelles affaires afin de maintenir le futur de son entreprise. Si la littérature sur les salons professionnels est dense, peu d'articles proposent une mesure précise du retour sur l'investissement effectué dans les salons professionnels. Les coûts de l'organisation physique des salons sont importants, selon le moyen rapide d'estimer le coût approximatif – multiplier le coût de l'espace de stand par trois, ainsi les frais de voyage et d'hébergement en représentent 14 % (Vispronet, 2021), et ces derniers multipliés par sept au cours des 30 dernières années.

Les travaux de Mayaux et *al.* (2006) indiquent que les salons professionnels sont perçus comme ayant le meilleur rapport global coût/efficacité, loin devant les visites vendeurs (32 %), le marketing direct (13 %), et la publicité média (11 %). Seul l'objectif « *Entretenir mes relations avec les clients* » semble mieux servi par les visites vendeurs que par les foires et salons (Mayaux *et* al., 2006). Les exposants participent à des salons professionnels afin de développer leurs relations avec leurs clients existants et d'être présents auprès de clients potentiels et qu'ils intègrent leur offre parmi l'ensemble des acteurs présents sur le marché (Blyte, 2002 ; Sarmento *et al.*, 2015). La rencontre des acheteurs sur un stand permet à l'entreprise d'influencer la décision d'achat, que cette décision ait lieu sur le champ ou ultérieurement (Tanner, 2002). Ces bénéfices sont cependant mis en balance à chaque investissement par les décideurs, au regard des coûts engendrés par ces salons (Smith *et al.*, 2004). Les visiteurs participent aux salons professionnels tout d'abord pour affiner leurs besoins en considérant plusieurs alternatives à ces derniers. Ces visites leur permettent d'acquérir une information exhaustive des solutions proposées par le marché et ainsi de pouvoir mieux expliquer leurs besoins aux fournisseurs qu'ils rencontrent, d'autant plus que l'univers professionnel est technique et complexe (Tafesse *et al.,* 2017).

Cependant cette participation physique des acheteurs est conditionnée par le fait que la thématique du salon corresponde bien à leurs préoccupations (secteurs d'activité ou problématiques similaires), que les salons soient appréciés et connus dans le secteur professionnel et que les dates de la tenue du salon conviennent aux plannings des visiteurs (Berné *et al.,* 2007 ; 2008). Ainsi, acheteurs comme exposants trouvent un intérêt réciproque à la participation à des salons professionnels internationaux (Rinallo et *al.*, 2017 ; Sridhar *et al.*, 2015 ; Herbig *et al.*, 1994). La surface du stand constitue un critère de visibilité important pour attirer les visiteurs et sa rentabilité est d'autant plus surveillée que cette surface héberge plusieurs entreprises dont les offres sont complémentaires, ou qui souhaitent travailler en coopération, avec leurs distributeurs locaux par exemple (Skallerud, 2010). La décision de l'exposant qui choisit de sélectionner de participer à un salon professionnel repose sur l'effet vitrine des salons, l'opportunité de créer et d'entretenir des relations, de doper la motivation des employés de l'entreprise ainsi que des clients qui interprètent cette présence de proximité comme une attention particulière portée par l'entreprise exposante à leur égard (Hansen, 2004).

Les impacts des facteurs suivants : la réalisation des affaires et l'acquisition d'information sont moindres. Rheinold *et* al. (2010) systématisent les critères de la satisfaction des exposants dans leur méthode Vavra. Trois critères sont identifiés pour mesurer la satisfaction de l'exposant par rapport à la fréquentation des salons : (i) la capacité du salon à assurer les fonctions de base (nombre estimé de visiteurs, type de produits exposés, présence d'entreprises leaders du secteur et de personnalités connues), (ii) les facteurs de performance (représentativité du secteur considéré, qualité des relations entre organisateurs et exposants, date et durée de l'évènement, facilité d'accès au site d'exposition), et enfin (iii) le score de satisfaction globale associé à la fréquence de l'évènement, à la qualité des contacts personnels avec les organisateurs du salon, à la proximité du salon par rapport à l'emplacement de l'exposant et à la compréhension du secteur par les organisateurs. Les critères les plus importants pour les exposants sont le type et le nombre de visiteurs et la possibilité d'attirer de nouveaux prospects. L'expérience antérieure des salons s'est avérée être un facteur important pour les intentions à exposer une autre fois (Kang et *al.*, 2011; Lin *et al.*, 2016). Tandis que les grandes entreprises et les exposants inexpérimentés sont les plus intéressés à l'investissement dans les stands, les petites entreprises et les exposants expérimentés montrent une intention plus élevée de revenir à un salon à l'avenir si ce dernier les avait satisfaits. Certains salons professionnels ont vu déjà leurs fréquentations diminuées tel le grand salon de référence dans les domaines étudiés « Pittsburgh conference »

(Reisch, 2017). La COVID-19 ayant effectué ses effets sur la totalité des marchés mondiaux, l'UFI conclut en termes d'évolution du format des salons dans les années à venir, que : (i) la COVID-19 confirme la valeur des événements en face-à-face de plus en plus anticipant que le secteur ne rebondira pas rapidement ; (ii) il est de plus en plus sûr qu'il y aura moins de salons physiques, et globalement moins de participants ; (iii) la poussée vers les événements hybrides est très prononcée ; (iv) sûrement, les événements virtuels ne remplacent pas les événements physiques (UFI, 2021).

Si le modèle des salons professionnels traditionnels donne une priorité aux coûts pour les exposants dans les activités et la prise de décision pour la participation en accord avec les stratégies concurrentielles comprenant la location d'espace, la préparation du stand d'exposition, la logistique, le marketing, les frais de personnel, autres services, ce n'est plus le cas avec les salons professionnels virtuels. L'accès via internet a une incidence sur les facteurs importants de l'organisation - l'espace et le temps (Marjit *et al.*, 2020). L'espace est revisité car l'accès des visiteurs du monde entier à des évènements en ligne et le temps prennent en charge les décalages horaires.

La disponibilité de l'information en ligne, autorise des fonctionnements en continue (24h sur 24). Dans le cas du modèle des salons virtuels, différents avantages sont mis en avant tels qu'une visibilité accrue de l'offre de l'entreprise ainsi que des coûts moins élevés pour les exposants que ceux des salons physiques. Les connexions au salon qui proviennent du monde entier, rendent l'effet du salon moins régional. Cette ouverture donne ainsi l'opportunité à de nombreux exposants d'être présents, la surface n'étant pas limitée, faisant croître la présence d'une concurrence mondiale (Marjit *et al.*, 2020).

Cependant, l'opportunité de construire un réseau de contacts lors du déroulé du salon reste un point de vigilance des exposants, quel que soit la forme du salon (traditionnel, virtuel ou hybride). Ainsi, la valeur sociale reste un « [...] déterminant clé des motivations des exposants à assister à des salons professionnels », et donc, « [...] la promotion des aspects sociaux du salon peut aider les gestionnaires de salons à différencier leur propre salon des autres salons » (Kang *et al.*, 2011).

METHODE D'INVESTIGATION, ECHANTILLON ET CHOIX DU TRAITEMENT DE L'INFORMATION OBTENUE

Notre étude empirique interroge les expériences antérieures des exposants dans les salons professionnels comparées à celles vécue en période de la pandémie de COVID-19 et leurs intentions de poursuivre leurs activités en utilisant les salons professionnels comme outil de commercialisation.
Nous nous intéressons aux modèles de demain – un futur hybride qui prend en compte les optimisations des coûts et le meilleur des avantages de chaque forme de salons professionnels – soit-elle physique ou virtuelle, afin d'optimiser l'expérience client. L'étude a été menée au niveau européen et américain auprès d'entreprises qui exposent dans ces salons d'affaires depuis de nombreuses années.

S'agissant d'une approche exploratoire, nous avons choisi de privilégier le mode de l'interview auprès de ces exposants afin de collecter en plus de l'information nouvelle, des impressions et des ressentis. L'architecture de l'interview émane d'une revue de la littérature sur le sujet des salons professionnels et de leur pertinence dans une démarche commerciale. Les interviews d'investigation mélangent des questions ouvertes et des questions fermées avec un objectif confirmatoire. La structure de l'interview comprend une partie générale et une partie spécialisée. Dans la partie générale sont regroupées des questions sur la taille de l'entreprise selon la classification européenne (micro, petite, moyenne et grande entreprise), sa localisation, la durée de son expérience à exposer aux salons professionnels physiques, virtuels et hybrides avant et pendant la COVID-19. Dans la partie spécialisée sont regroupées des questions sur les motivations et les objectifs principaux des entreprises à exposer, l'efficacité et les évaluations des performances des salons et de la participation des exposants, la relation aux clients et leur satisfaction.

Nous nous appuyons sur cinq composantes générales : (i) les ventes (effectuer des ventes, effectuer des '*leads*', introduire de nouveaux produits/services, tester des concepts de produits/services), (ii) les informations (rassembler de l'information générale, la veille concurrentielle, l'étude de marché prédéfinie), (iii) la qualité de la relation (le '*networking*', le service aux clients existants, maintenir et développer une relation personnelle avec les clients existants, influencer la prise de décisions des clients), (iv) l'image (monter une belle image, amélioration et maintien de l'image, comparaisons avec les concurrents, informer de sa présence), et (v) la motivation (des formations et développements des effectifs, motiver les commerciaux, motiver les clients). Nous avons ajouté trois questions autour de l'évaluation de la performance globale, de la performance financière à l'issue des salons (retour sur investissement).

Afin de cerner au mieux l'investigation sur les critères de choix d'investir ou pas dans un salon au futur, nous utilisons les facteurs de base, de performance et de satisfaction, ainsi que les nouveautés dans le domaine liées aux avancées technologiques cognitives comme l'intelligence artificielle, les « chatbots », et autres outils du digital.

L'échantillon a été composé de manière à être représentatif des pratiques autour des salons professionnels internationaux, les exposants sélectionnés l'ont été, du fait de la taille de leur entreprise, de leur cœur de métier (fabricant, distributeur ou prestataire de service), et leur pays d'origine ou d'implantation.

L'échantillon est composé de six entreprises dans la santé et/ou de l'environnement : (i) société allemande nommée SH, (ii) société française nommée ER, (iii) société bulgare nommée LA, (iv) société britannique nommée SP, (v) filiale d'une société américaine (AV), et (vi) société européenne récemment rachetée par un groupe américain (AA). Elles ont toutes en commun les mêmes types de clients (praticiens, techniciens, ingénieurs, médecins biologistes ou chercheurs). Toutes participent à des salons professionnels du secteur depuis de longues dates et aucune d'entre elles n'est considérée comme une '*startup*'. Cette considération est importante à prendre en compte car nous souhaitons pouvoir comparer des périodes pendant lesquelles les interviewés aient eu une expérience avant la période du COVID-19. Ils sont donc en mesure de pouvoir comparer les situations dans les deux cas. Toutes les personnes interrogées sont décideurs ou décideuses dans le choix de participer à un salon professionnel. Elles évaluent donc l'efficacité et le retour de cette participation au regard de la réussite de leurs propres objectifs professionnels (trois « directeur général », un « directeur marketing », deux « directeur commercial »). Notre échantillon nous permet ainsi de centrer le sujet d'investigation sur l'effet de la forme des salons pratiqués par les professionnels interrogés. Quatre entreprises sur les six sont considérées comme « généralistes » par rapport aux deux autres identifiées comme « spécialistes » car les solutions proposées intègrent de nombreux produits et services auprès des clients. Toutes les six consacrent tout ou partie de leurs activités à la fabrication de leur propre solution, et possèdent en leur sein, un laboratoire interne de recherche et développement.

Chaque interview a duré 1h pour la plus rapide jusqu'à 2h pour la plus longue. Les entretiens ont été réalisés entre mars et avril 2021. Ils ont été enregistrés et ont été transcrits manuellement. Un dépouillement des interviews a été réalisé par les trois auteurs simultanément. Les informations obtenues sont mises en valeur à l'aide d'un tableau selon les modalités étudiées : présentation et caractéristiques de l'entreprise interviewée, la description des activités nouvelles pendant la période de changement, les performances constatées, l'impact sur l'expérience client et la proposition de nouvelles orientations pour les salons du futur.

RESULTATS OBTENUS, DISCUSSIONS ET PROJECTIONS POUR L'AVENIR DES SALONS PROFESSIONNELS INTERNATIONAUX

Soulignons tout d'abord que du fait de l'activité des sociétés interrogées, la COVID-19 a stimulé le marché des tests en laboratoire et dans l'eau, la croissance générale pour toutes ces sociétés a considérablement cru sauf pour la société britannique. En effet pour cette dernière, l'activité a baissé de -15% du fait de la sortie de la Grande Bretagne de l'Europe. La croissance du secteur permet donc de neutraliser l'effet conjoncturel de la COVID-19 qui aurait pu impacter l'ensemble des activités, ce qui n'a pas été le cas.

Présentation des entreprises étudiées et leurs caractéristiques

Cette partie comprend deux informations complémentaires. Le *tableau 1* constitue la synthèse de l'échantillon décrit auparavant et est complété par le *tableau 2* relatif à la réaction de chacune de ces sociétés face à la pandémie qui s'est imposée ainsi que les activités que chacune d'elles a mis en place.

Tableau 1. Présentation des entreprises étudiées et leurs caractéristiques.

Nom de l'entreprise	ER	SH	AV
Nationalité de l'entreprise et ses implantations	France, USA, Chine	Allemagne	USA implantée en Europe du Sud
Pouvoir de décision dans le choix des salons	Oui	Oui	Non
Effectif	350 pers., 400 revendeurs dans le monde	55 pers., 100 distributeurs dans le monde	1000 pers.en Europe
Réaction suite à l'émergence de la Covid.	Forte pour éviter de perdre les clients, en mettant de nouvelles solutions en place	Forte pour éviter de perdre les clients en mettant des solutions nouvelles	Faible car clients "captifs" mais ont testé quelques nouvelles solutions
Clients	Généralistes	Spécialistes	Généralistes
Marché considéré : Environnement et Santé	Environnement et Santé (recherche)	Environnement et Santé (recherche)	Santé (recherche et diagnostic)
Place sur le marché : Constructeur, Distributeur	Constructeur	Constructeur	Distributeur (Challenger) et un peu constructeur
Portefeuille des produits	Hottes : Filtration de l'air dans les salles, surtout celles de laboratoires	Tous systèmes optiques pour la recherche et l'industrie ainsi que le contrôle de la qualité du vin	Une large gamme : instruments, réactifs, équipements

Source : *auteurs*

Nom de l'entreprise	SP	AA	LA
Nationalité de l'entreprise et ses implantations	Britannique	Europe puis USA (rachat)	Bulgarie
Pouvoir de décision dans le choix des salons	Oui	Non	Oui
Effectif	80 employés, 100 revendeurs dans le monde	85 pers. avant le rachat	10-20 pers., revendeurs en Grèce, Moldavie
Réaction suite à l'émergence de la Covid.	Faible. Via visioconférences ont détectés despécialistes	Forte : maintenir la formation des clients, prospection	Forte pour ne pas perdre les clients. Pas de solutions nouvelles
Clients	Spécialistes	Généralistes	Généralistes
Marché considéré : Environnement et Santé	Recherche pour l'environnement	Environnement et Santé	Environnement et Santé
Place sur le marché : Constructeur, Distributeur	Constructeur	Constructeur	Constructeur (60-70%) de l'activité et 40% distributeur
Portefeuille des produits	Solution intégrative (plateforme) de différents matériels	Robots de pipetage et logiciel de gestion d'activités associées	Des instruments, réactifs, équipements, mobilier de laboratoires jusqu'à la verrerie

Source : *auteurs*

Dans l'ensemble, les interviewés ont maintenu une participation aux salons professionnels dans leurs politiques commerciales pendant ou après la période de la crise sanitaire sauf le constructeur bulgare. Tous ont mentionné le besoin de garder le contact avec le marché. La COVID-19 a pour tous été l'occasion de modifier les habitudes de communication avec leurs clients existants et potentiels. En plus des visées commerciales, nous retrouvons bien d'autres intérêts à participer aux salons, comme faire connaissance avec des cabinets de recrutement et des candidats potentiels au recrutement, et aussi des syndicats professionnels qui animent la profession. Le salon a un pouvoir d'attraction pour des entités qui n'exposent pas, n'achètent pas, mais qui ont un intérêt dans le secteur comme les '*think tank*', les sociétés savantes, ou des représentants politiques.

Activités réalisées pendant la période de confinement et conséquences :
Deux entreprises sur les six ont innové à l'aide d'outils vidéo qu'ils ont développé soit du fait de leurs compétences antérieures, soit du fait d'opportunités locales (partage de locaux avec une société de techniques vidéos). Les autres entreprises ont aussi utilisé des outils du numérique mais qui étaient disponibles sur le marché (Webinars, *YouTube*, *LinkedIn*, etc.). Pour tous, les compétences dans la maîtrise du numérique ont largement évolué. Par ailleurs, la programmation des salons professionnels disparaissait alors que dans le même temps les initiatives de chaque entreprise croissaient. Certains organisateurs de salons ont choisi d'organiser en ligne le même type de salon que celui qui était physiquement planifié, à des tarifs identiques ou inférieurs à ceux pratiqués jusque-là (Tableau 2). Pour tous les participants, l'expérience n'a pas été positive dans le sens où l'efficacité du salon traditionnel n'a pas été atteinte.

Tableau 2. Activités réalisées pendant la période de confinement et explications.

Nom de l'entreprise	ER	SH	AV
Activités réalisées			
Conséquences du non accès aux salons physiques et interférence sur la gestion de la clientèle habituelle	Les salons physiques permettent de retrouver les clients existants et de présenter les nouveautés, observer la concurrence. "Ceci nous a manqué"	Le salon physique permet de discuter de projets précis avec des clients existants ou en voie d'achat. En mode virtuel, pas de signature de contrats mais des mises en situation produit. Effet "show room"	"Du fait de notre position de leader sur le marché, dans un salon physique, on dynamise le secteur pour les autres entreprises". "80% des clients rencontrés dans les salons, on les connait".
Conséquences du non accès aux salons physiques, gestion des prospects	Visite des laboratoires et de l'entreprise en mode virtuel (montre l'orientation client de l'entreprise). ER avait déjà débuté avec des lunettes 3D. La forme virtuelle contribue à une prospection bien plus large que les salons physiques.	Attractivité de prospects en provenance du monde entier (inhabituel). Prospection largement améliorée. Ont conservé le contact avec les distributeurs internationaux habituels. Nécessite outils du digital pour faire les démonstrations. Mais pas de contact direct avec les personnes car les visiteurs doivent aller d'eux-mêmes vers les stands (lié à l'organisation du salon virtuel).	Nouveau et très intéressant : Les outils mettent en relation directe fournisseur et client final. Permet de faire des démonstrations. La mise en relation directe du fournisseur avec l'acheteur via la plateforme permet des démonstrations produit plus performantes pour des raisons techniques car AV pour sa part maîtrise le commercial et la logistique.
Mise en place de moyens alternatifs et pérennisation dans le futur.	Mise en place d'une activité de tournage (films, chaîne Youtube, achat de matériel, formation des équipes. Pour les clients, présentation de toute l'équipe engagée pour les clients. Pérennisation de cette expérience pour discuter avec de nouvelles personnes. Effet vitrine important.	Utilisation accrue des réseaux sociaux afin de mieux connaître le client qui est "on line" . Expérience très positive qui perdurera. Ont organisé de nombreux seminars et webinars pour expliquer leurs solutions avec quelques démonstrations. Dans le futur, travail sur la mise au point d'une plateforme sur laquelle le client viendra tester lui-même, ses échantillons.	Webinars, mise en œuvre de vidéos par les fournisseurs pour montrer le fonctionnement des produits. L'idéal pour le futur est de développer une plateforme digitale autour de laquelle les clients viennent tester les produits et expliquer leurs propres problématiques. Permettrait de traiter la relation commerciale jusqu'à l'étape de réponse aux objections
Objectifs visés quant à la participation aux salons professionnels	Image de la société sur le marché. "Il faut y être". "L'important était d'aller vite et d'être réactif".	Faire des démonstrations du produit aux personnes sur place, former les distributeurs, retrouver toute la profession	Image de la société sur le marché. Se montrer et entraîner les autres entreprises

Nom de l'entreprise	SP	AA	LA
Activités réalisées			
Conséquences du non accès aux salons physiques et interférence sur la gestion de la clientèle habituelle	Habituellement elle discute avec les chercheurs (ses clients potentiels) dans les conférences, autour de leurs posters, là cet accès n'existe plus." C'est très ennuyeux pour nous".	Effet show room du salon physique. Permet de discuter avec plusieurs personnes en même temps (quand elles viennent d'une même entreprise). Permet de garder les gens attentifs à la démonstration.	Utilisation des contacts avec le téléphone. Les clients sont plus disponibles qu'à l'accoutumée, temps de démonstration plus longs. Ils utilisent aussi le site internet pour passer commandes.
Conséquences du non accès aux salons physiques, gestion des prospects	Net avantage pour la prospection car de nombreux nouveaux clients ont découvert AP. Utile pour le démarrage du process commercial. L'outil numérique ne rend pas compte du degré d'attention du client, de ce fait il est difficile d'évaluer s'il a compris et s'il est davantage engagé dans son achat.	Cette manière d'agir permet d'engager un client (nouveau) dans son achat après une démonstration. Difficile d'évaluer le degré de concentration de ce client pendant la démonstration car il est peut être en train de faire autre chose.AA prévoit d'intégrer des lunettes virtuelles dans le futur pour travailler l'engagement du client dans l'expérience de démonstration en ligne.	Pas d'actions spécifiques pour la prospection de nouveaux clients. Ont essentiellement travaillé sur la fidélisation de clients existants avec les outils habituellement utilisés comme le mail et le téléphone.
Mise en place de moyens alternatifs et pérennisation dans le futur.	Réalisation de vidéos et utilisation de Youtube pour diffusions. Objectif : montrer comment le produit marche, comme un show room. Mais marché de niche et là on ne maîtrise pas l'impact avec un client particulier.	Debinars (Demonstrations Webinars). Effet d'opportunité avec la présence proche d'un salon de vidéos. Création de vidéos avec un studio vidéo proche de l'entreprise à Paris, pendant le premier confinement. Démonstrations du fonctionnement du robot et du logiciel associé (Intelligence activity)	Réponses aux demandes via le site internet de la société, un magasin électronique plus développé depuis le Covid, utilisation d'email et des réseaux sociaux, plus de ventes en 2020 via le e-commerce.
Objectifs visés quant à la participation aux salons professionnels	Image de la société et de la marque avant tout. Connaître l'évolution des concurrents pour différencier les produits de l'entreprise.	Présenter la marque surtout sur un marché spécifique sur lequel le groupe qui a racheté AA, n'était pas présent.	Réalisation du chiffre d'affaires et publicité. Collecte d'idées nouvelles et de formes commerciales nouvelles. Motiver son personnel à la rencontre avec les clients.

Source : *auteurs*

Cependant, l'ouverture de ces salons, via le « *net* », a permis un accès au monde entier et de nouveaux visiteurs sont apparus, visiteurs que les salons traditionnels n'attiraient pas jusqu'alors. Le nombre de visiteurs n'a pas atteint celui des salons physiques, mais le visitorat s'est avéré bien plus international que de coutume et très qualifié, au sens où tout visiteur qui s'inscrivait laissait de nombreuses informations le concernant, permettant ainsi de mieux identifier la personne. L'entreprise SH a même systématiquement préparé les moments de rencontres en consultant le profil des visiteurs sur *LinkedIn* précisément mais aussi sur d'autres réseaux sociaux. L'utilisation du salon virtuel comme vitrine au niveau mondial semble fort intéressante car elle aide à la prospection, cependant les premiers contacts avec ces clients potentiels étaient plus délicats. La société SH relate une difficulté à discuter avec les visiteurs qui arrivaient près des stands virtuels car les visiteurs étaient surpris dans leur flânerie de stands en stands d'autant plus que le commercial de SH s'adressait à eux par leur nom. Le visiteur fuyait souvent le contact. Les premiers contacts effectués de manière virtuelle sont délicats. Cette déconvenue n'existe pas dans un salon physique et lui permet de rester dans l'anonymat tant qu'il le veut. La société SP n'a pas pu accéder aux clients qu'elle ciblait comme à l'accoutumée car pour elle ses clients sont des chercheurs qui présentent leurs résultats de recherche en marge des conférences. Or, cette partie « arrière » des conférences n'était pas présente lors des salons professionnels virtuels. Elle s'est donc orientée vers l'utilisation de vidéos explicatives sur les apports de ses solutions, diffusant dans le monde entier via la chaîne *YouTube*.

Les entreprises ont retrouvé parfois leurs clients habituels et ont pu ainsi discuter mais la conclusion d'affaires ne s'est pas réalisée lors de ces mises en relation (Tableau 3). Quand les commandes étaient passées, elles se réalisaient via le site d'e-commerce ou par les échanges habituels de bons de commande. Sur ce point-là, le salon physique ou virtuel se rejoignent d'autant plus que l'entreprise occupe une grande place dans le marché, comme AV ou LA de notre étude.

Pendant cette période les entreprises ont obtenu des performances différentes, ce que retrace le tableau 3 ci-dessous :

Tableau 3. Performances des entreprises durant cette Période

Nom de l'entreprise	ER	SH	AV
Performance estimée par l'entreprise répondante durant la Covid-19	Très bonne	Très bonne	Excellente
Comparaison du ROI hors Covid et pendant Covid-19.	Coût achat du matériel : 5000 euros environ, pas de coût supplémentaire. Economies incroyables !	Coûts divisés par 10 voire plus grâce à l'utilisation des outils numériques	Restent les "commercial tours" (visite des clients en proximité dans leurs villes à l'aide d'un bus aménagé). Coûts divisés par 10 pendant la Covid
Performance des salons professionnels pendant Covid 19	Prospection accrue	Lien renforcé avec les distributeurs qui avaient des clients	Liens directs renforcés entre constructeurs et utilisateurs. Peut poser le problème de l'utilité du distributeur pour de l'instrumentation pas pour du consommable.
Conclusion des affaires dans le contexte Covid 19	Augmentation du CA mais pas chez les clients nouveaux qui ne signent pas les commandes. Mais excellente introduction pour des visites ultérieures	Augmentation du CA et des relations avec les distributeurs. Pas de conclusions lors des salons virtuels, de nouvelles perspectives intéressantes	Pas de conclusion d'affaires (comme d'habitude) mais tous les distributeurs ont augmenté leur CA (Covid)
Motifs pour participer à des salons professionnels en ligne dans le futur.	Coûts très intéressants. Effet vitrine et possibilité d'intégrer le client au cœur de l'entreprise. Lui faire comprendre l'engagement de la société ER pour un monde meilleur. Avenir vers l'organisation de micro salons de proximité et numériques.	Le coût est bien inférieur. Mais mérite quand même une démonstration. Sans plateforme à distance, besoin de rencontres physiques. Conservera le savoir-faire digital pour les démonstrations. Utilisation plus importante des réseaux sociaux autour des salons pour préparer, se connaître...	Prospection et mise en valeur des produits directement par le fournisseur via la plateforme organisée par le distributeur. Modification du métier de distributeur pour davantage animer les ventes fournisseurs.

Nom de l'entreprise	SP	AA	LA
Performance estimée par l'entreprise répondante durant la Covid-19	**Moins bonne que l'année précédente (-15%). Effet associé à l'effet du Brexit**	Excellente	Bonne
Comparaison du ROI hors Covid et pendant Covid-19.	Même niveau de coûts. Ce n'est pas satisfaisant car SP trouve ses clients chercheurs dans les colloques (zone des posters). Il existe cependant des "bulles" de discussion (tchats) dans des colloques "on line" mais la discussion y est réduite.	Gains énormes, efficacité de la prospection accrue. Ont appris à mieux gérer les outils de la vidéo, réseaux sociaux, outils de visio et de réunions	Le ROI pour la société bulgare ne se manifeste parfois qu'une ou deux années après le salon. Pratiquement coûts zéro pendant la Covid.
Performance des salons professionnels pendant Covid 19	Prospection et début d'engagement du client. Mais client attentif ?	Améliore l'engagement premier du client. Permet de rendre plus efficace une visite en clientèle	Sans expérience et intérêt des Salons Professionnels pendant le Covid (un risque trop élevé pour participer aux salons physiques)
Conclusion des affaires dans le contexte Covid 19	Non, pas de nouvelles affaires. Ont eu à gérer l'effet du brexit (arret pendant 2 semaines) pour atteindre l'accréditation CE. Avoir une personne en Europe pour réaliser cette accréditation. Non lié à la Covid, mais au Brexit. Importation de matières premières dont la logistique et les taxes vont avoir un impact sur le prix.	Non, mais avancée dans la connaissance de nouveaux projets	Ne remplace pas un salon professionnel en terme de Chiffre d'affaires. Les affaires ont eu lieu mais n'a pas remplacé l'effet salon physique.
Motifs pour participer à des salons professionnels en ligne dans le futur.	Intérêt du salon pour former des distributeurs, discuter à un large public, faire du buzz autour de la marque à un moindre coût. Mais attend avec impatience de pouvoir rencontrer les chercheurs clients autour de leurs posters.	Cette expérience marquera les pratiques des salons. Est-ce que AA aura encore la main pour le futur sur l'animation directe du produit ? Mais la vidéo restera un outil à utiliser dans les démarches commerciales.	Coûts réduits, mais dépend de la stratégie de l 'entreprise car le nombre et la qualité des visiteurs sont des critères importants. (rappelons que LA n'a pas participé à un salon virtuel).

Source : *Auteurs*

L'influence sur la prise de décision de l'acheteur reste la plus performante en présence d'un vendeur et dans sa capacité à la mise à disposition personnalisée de la solution à vendre. L'agrandissement de l'espace d'action s'est donc avéré une nouvelle expérience intéressante que les exposants espèrent bien faire perdurer car les coûts ont été réduits. Certaines sociétés comme AA et ER sont parvenues à mieux cerner les besoins des nouveaux clients par des discussions interactives quand le salon virtuel proposait des possibilités de discussion mais l'efficacité est restée bien moindre que dans un salon physique. AV, leader du marché européen, distributeur avec des gammes de produits très larges et longues, estime que les salons professionnels physiques de grandes tailles ne sont plus recherchés par son entreprise (Tableau 4). En effet, les salons physiques n'attirent des prospects qu'à la marge pour eux, qui sont très connus, permettant aux autres entreprises du salon, de faire connaissance avec ces nouveaux clients. Les entreprises de grande taille sur le marché préfèrent investir sur des évènements de plus petite taille, dont l'impact commercial est mieux ciblé vis-à-vis de ses objectifs et d'aller rendre visite aux clients sur leurs lieux d'activité. C'est ainsi que AV organise des « AV tours » avec des camions remplis de matériel et réalise des démonstrations à proximité des lieux de travail de leurs clients. ER pense aussi qu'à l'avenir cette option peut s'avérer intéressante surtout au regard du prix des surfaces proposées par les organisateurs de salons.

Nous avons étudié le vécu perçu lors de cette expérience client, retracé dans le tableau 5 ci-dessous :

Tableau 4. L'expérience vécue par les clients.

Nom de l'entreprise	ER	SH	AV
Expérience client (en référence aux travaux de Ihmof et al, 2020)			
Qu'ont apprécié vos clients pendant cette période ?	Découvrir les nouvelles solutions et l'entreprise ainsi que la place qu'elle réserve aux clients. Soulignons la bonne maîtrise des nouvelles technologies de l'information par l'entreprise.	Etre dans leurs univers professionnels et d'imaginer l'intégration de la solution dans leur environnement. Bonne maîtrise des technologies nouvelles par l'entreprise	Etre dans leurs entreprises, d'éviter la pénibilité de trop de voyages, de ne pas trop voyager
Qu'ont-ils refusé de faire ou qu'ont-il ne pas aimer faire ?		Les clients nouveaux ne veulent pas être interpellés dès l'appartion du commercial, en mode numérique (effrayé) et préfèrent l'anonymat. Car l'outil numérique permet de connaître le nom du client directement, sans découverte réciproque au cours d'une discussion, d'autant plus que l'entreprise observait les réseaux sociaux avant la rencontre. Difficulté à savoir ce qu'ils ont compris de la	Les clients ne souhaitent pas d'interactions trop longues. (Interactions qui doivent être plus courtes que dans un salon physique)
De votre côté, que n'avez-vous pas aimé faire avec les salons virtuels ?	La réactivité rapide et le besoin de trouver les compétences en vidéo dans l'équipe ou chez un fournisseur de prestations	Difficulté à parler avec les visiteurs. Car chaque visiteur apparaissait avec son nom et chaque entreprise aussi. La prise de contact était très difficile. Dès que le vendeur s'approchait du nouveau visiteur, celui-ci s'enfuyait. Ils ne se connaissaient pas. Il serait bien de faire évoluer la phase d'approche sur les salons virtuels, le problème ne se pose pas dans un salon physique.	Difficile de capter l'attention des clients en ligne pour un temps long (effet générationnel et le fait que les plus jeunes soient sur leur smartphone ou leur lieu de travail ou familial et de nombreuses interférences. Difficulté à faire de petites vidéos très ciblées pas plus de 3 minutes max).

Nom de l'entreprise	SP	AA	LA
Expérience client (en référence aux travaux de Ihmof et al, 2020)			
Qu'ont apprécié vos clients pendant cette période ?	N'ont pas pu avoir accès à leurs clients habituels	De nous découvrir et d'envisager de nouvelles perspectives pour leurs laboratoires (du fait du prix et de la connectivité du matériel)	Des visites dans l'entreprise seulement si nécessaires et sans bousculade
Qu'ont-ils refusé de faire ou qu'ont-il ne pas aimer faire ?	Les clients étaient sans doute attentifs à autre chose. Pas de démonstration trop longue. Effet immédiat de la démonstration nécessaire. Durée trop longue de l'échange (quelle bonne durée ?)	Difficulté à identifier la démonstration dans leur propre univers.	Impossible à dire sans expérience des Salons Professionnels virtuels
De votre côté, que n'avez-vous pas aimé faire avec les salons virtuels ?	Difficulté de rencontrer la personne qui sera décideur (le chercheur et ses recherches). Il manque le contexte du chercheur. Difficulté aussi à savoir ce que le client a compris de la démonstration et l'explication, était-il concentré ? Sans doute, beaucoup de dispersions du côté du client.	Difficile de comprendre l'envrionnement dans lequel on trouve le client pendant la démonstration et la formation... Les explications sont confidentielles et il y a une limite au transfert d'information via le digital (où atterit l'information diffusée ?)	Impossible à dire sans expérience des Salons professionnels virtuels

Source : *Auteurs*

Notons que les résultats mentionnés confortent les travaux de Imhof et *al.*, 2020 pour qui une expérience client réussie réside essentiellement dans la qualité du moment expérimenté. Les trois composantes essentielles d'une qualité d'expérience client est la qualité de la marque (AV dans notre échantillon), l'interaction avec les fournisseurs (ER) et l'expérience post-achat (qui n'a pas été testé ici) mais qui constitue la demande des exposants pour les salons de demain.

Certains salons virtuels, à l'image de l'*Arabhealth* – un des plus grands salons dans le domaine de la santé et de l'environnement, ont déjà pris en compte la réorganisation du temps et de l'espace. Ils ouvrent leur salon un mois avant le salon physique puis le referme un mois après. Cette organisation permet ainsi découvrir de nouveaux prospects, d'entamer les présentations de solutions proposées, de comprendre les problèmes qu'a le client puis de se voir ultérieurement sur le stand afin d'envisager une tractation plus affinée de l'achat. Le post conférence est intéressant pour une diffusion de l'information (ex. pour 80 participants, les vues du '*replay*' ont été multipliées par 20 en l'espace d'un mois), phase préparatoire à la rencontre suivante. Notons que dans notre échantillon, aucun des interviewés n'a participé à ce salon dans sa nouvelle formule.

La société AV a quant à elle mis en place une plateforme de discussion entre les clients existants et les fournisseurs et a permis ainsi aux clients de pouvoir s'informer sur les différentes solutions disponibles en discutant directement avec le fournisseur. Ce dernier voit ainsi se renforcer son rôle d'animateur des ventes pour le fournisseur ainsi que sa mission commerciale de rencontre avec les clients. Il conserve alors son métier de constructeur de solutions techniques et scientifiques de haut niveau.

C'est la conception même du salon virtuel qui pose un problème pour tous les exposants (sauf LA) car les stands étaient souvent mal identifiables, les animations n'étaient pas toujours présentes ou uniquement sous la forme de conférences prodiguées par les exposants, le thème n'étant jamais mentionné comme inadéquat – un critère essentiel de l'insatisfaction des exposants. La notoriété du salon, la promesse d'acquisition de nouveaux clients et la réputation des organisateurs ont peu influencé la satisfaction des interviewés. En effet, ils ont eu tendance à transposer les salons qu'ils pratiquaient en mode physique, en mode virtuel. Ils ne s'attendaient pas à une diversité si grande de prospects car le mode physique montrait depuis quelques années une limite à renouveler la base de nouveaux clients qui fréquentaient les salons. Le passage au mode virtuel a été une bonne surprise pour les exposants car l'ouverture sur le monde leur a permis de connaître de nouveaux projets portés par une base de clientèle qui émerge de pays dans lesquels l'entreprise n'exposait pas jusque-là (AA).

Cette opportunité de trouver de nouveaux clients tend à rendre l'expérience plutôt satisfaisante pour les exposants et à compenser l'insatisfaction liée à la forme du salon virtuel. Les organisateurs ont par ailleurs plus largement communiqué sur internet, renforçant ainsi leur image de marque sur les secteurs ciblés. Puisque le volume de services proposés lors d'un salon est en lien étroit et positif avec le taux de satisfaction des exposants, le salon virtuel ne propose pas autant de solutions que les salons physiques ('*speed meetings*', discussions face à face, conférences et soirées entre exposants), la satisfaction globale des exposants est donc inférieure à celle que les organisateurs auraient pu obtenir en organisant un salon physique. Un aperçu sur le futur des salons professionnels est proposé dans le Tableau 5.

Tableau 5. Le futur des salons professionnels à l'issue de cette pandémie.

Nom de l'entreprise	ER	SH	AV
Salons en ligne			
Quelles parties reproduire ? Poursuivre ? Quels salons souhaitez-vous pour demain ?	Les organisateurs de salons doivent fournir des visiteurs dans la cible souhaitée. Paiement des salons à l'acte (et non plus en coûts fixes). Prévoir des véhicules pour faire des tournées auprès des clients avec un show room.	Plateforme fournie par l'organisateur pour faire des démonstrations et mettre en valeur les solutions. + réseaux sociaux à animer de manière intensive pour attirer des clients très ciblés.	Sans doute des évènements plus ciblés, préparés en amont, show room sur les stands, moins chers, à développer les moments digitaux avant, pendant et après
Quelles parties ne pas reproduire ? Que modifier ?	Coûts aussi importants pour une clientèle que l'on connait, réserver les salons avec des espaces plus efficaces pour les négociations et avancer dans le process d'achat du client	Avatars, copie de salons réels	Grandes surfaces avec une attractivité dans des zones où les logements sont à prix élevés. Le modèle d'avant est à revoir complètement. Plus petits et mieux connectés avant, pendant après.

Source : *Auteurs*

Nom de l'entreprise	SP	AA	LA
Salons en ligne			
Quelles parties reproduire ? Poursuivre ? Quels salons souhaitez-vous pour demain ?	Ouverture plus grande des salons, mix entre virtuel et physique. Le physique est le lieu où l'on peut discuter d'éléments de négociation	Les vendeurs seront nécessaires pour accompagner la décision d'achat et la mise à disposition. Une partie virtuelle doit être le début de l'engagement du client avant la visite individuelle qui pourrait se faire sur un salon dont la dimension sera à revoir.	Revenir vers le SP physique qui va rester la forme préférée pour le networking et les objectifs principales de vente et de publicité, les sites web et les marketplaces jugés suffisants de côté virtuel
Quelles parties ne pas reproduire ? Que modifier ?	l'absence de posters (l'arrière de la conférence officielle), mettre en avant aussi l'arrière des exposants.	Les modèles déjà vus. La tendance était à la saturation de ce modèle, accélérationvers un mix entre digital et physique.	Coûts importants, apprendre de l'expérience des grands SP pour l'excellence de l'organisation

Source : *auteurs*

Un premier salon de cette inspiration « ArabHealth » propose à un public très large des conférences, des formations médicales, des '*workshops*' et insère les visiteurs dans le réseau des participants faisant profiter ces derniers de l'ensemble des contacts que le salon a généré avec des « mises en relation » qui sont proposées entre exposants et visiteurs, un groupe « *WhatsApp* » ayant été créé. L'ergonomie du salon virtuel est tournée vers l'utilisateur en passant d'un enregistrement en ligne facile à une visite du site internet aisé à mettre en œuvre. La valorisation de l'expérience visiteur-client est clairement explicite dès l'enregistrement qui est gratuit pour les visiteurs « Prenez un moment pour remplir minutieusement les informations demandées. En nous donnant le plus de détails possibles, nous serons en mesure de vous organiser votre ArabHealth Online et votre expérience personnalisée. ». Le modèle économique comprend deux formules tarifaires incitatives : (i) 3000 de dollars pour l'exposant qui souhaite participer au salon virtuel uniquement et qui comprend des informations mises à jour en continu, une sélection des participants en fonction de leurs intérêts déclarés, une mesure des intentions d'achat déclarées, le téléchargement des informations sur les produits et l'entreprise, la participation à des sessions et conférences ciblées animées par les exposants, des '*keynotes speakers*' et tables rondes, des '*briefings*' de l'industrie ainsi que des démonstrations de produits, (ii) 5000 de dollars pour participer aux deux modalités d'organisation. La rencontre pour conclure les affaires étant incitée à se réaliser autour du salon physique.

Les modèles virtuels mettent en lumière plusieurs défis nouveaux pour les organisateurs de salons professionnels et leurs exposants dus à la bonne maîtrise de la technologie et des outils de promotion. La littérature nous montre que ce critère d'organisation du salon est le critère essentiel pour obtenir la satisfaction des exposants (Reinhold et al, 2010). Le processus entier de l'activité en ligne nécessite une attention particulière à rester simple, ergonomique et aisé d'utilisation pour les visiteurs. Les accès doivent être très compréhensibles et intuitifs comme l'inscription, l'enregistrement, l'utilisation du *'replay'* pour écouter à différents moments les évènements enregistrés. Le matériel utilisé par les plateformes en ligne se doivent de travailler le design des outils utilisés afin qu'ils soient faciles à manier et adaptables à tout utilisateur et à ses habiletés à utiliser le numérique. La présence de personnalités '*keynote speakers*' rend ces salons plus attractifs, la qualité et la vitesse du service internet sont des éléments de succès.

CONCLUSION

La COVID-19 a remanié les modèles d'affaires existants du fait de l'immobilisation des personnes dans le monde et a accéléré ces changements qui étaient en maturation pour ouvrir des perspectives d'organisation mixtes entre une exposition physique et virtuelle. Les exposants sont prêts à investir dans un salon qui promet une efficacité de l'expérience client proportionnelle aux montants investis. Un enjeu pour les organisateurs de salon qui devront œuvrer pour l'attractivité du visitorat ciblé. De nouveaux modèles d'affaires apparaissent à l'issue de ces premières investigations. Il apparaît que le modèle des salons professionnels traditionnels demande à être modifié, pour donner suite aux attentes des exposants - trouver un modèle économique moins onéreux pour les participants. Les paramètres d'espace et de temps sont aussi deux éléments qui sous-tendront les structures organisationnelles des salons professionnels de demain.

Si le salon virtuel s'avère un excellent moyen pour conquérir de nouveaux visiteurs, il est temps de repenser les modalités du salon physique. En effet, le visiteur peut au moment où il le souhaite, dans son environnement en comparant sur la toile, obtenir l'information qu'il souhaite pour mieux décrire son besoin, se former et avoir un panorama exhaustif du marché. Il peut s'agir de webinars mis à disposition par les sociétés sur leur propre espace de communication de l'entreprise mais auxquels les organisateurs pourraient s'associer en proposant des thématiques transversales, nouvelles ou des conférences de prospective liées à des problèmes que rencontrent les clients dans leurs quotidiens. Cette promotion avant salon permettrait pour les exposants d'accueillir de nouveaux clients, de discuter avec eux, de présenter leurs solutions tout en restant à distance. La mise en place de plateformes sur lesquelles le client puisse tester ses échantillons est une perspective technologique qui devrait être fortement appréciée et qu'il reste à déployer à ce jour. Dans le contexte de la pandémie, cette solution a été élaborée par SH et SP dont les solutions doivent s'adapter à chaque application des clients. Un logiciel de plateforme dédié aux expérimentations scientifiques en lien avec le client enrichirait grandement les deux formes de salons virtuel et physique. Le salon physique doit adjoindre une valeur ajoutée qui lui soit spécifique comme la possibilité d'évoluer plus en détail dans la négociation de l'achat, de recevoir plusieurs interlocuteurs impliqués dans cet achat, d'envisager des services en support à la vente comme les livraisons, le financement, les formations des utilisateurs, des services de traduction pour la rédaction de contrats ou propositions de devis, prises de rendez-vous pour des dates d'installation

Le coût du salon virtuel, qui n'est pas proportionnel au nombre de mètres carrés de stands loués par les exposants, est donc bien plus bas que pour un salon physique. Cette remarque est particulièrement pertinente lorsque l'entreprise exposante est leader sur son marché et se doit de mobiliser une grande surface d'exposition habituellement. Un doute n'est cependant pas levé sur le nombre de prospects '*leads*' que le salon hybride pourra mobiliser, pas plus que sur les concrétisations de ces salons sur les affaires.

Dans le futur, les salons privilégieront des espaces plus petits, plus conviviaux que les lieux actuels. La mise en scène des exposants par l'intermédiaire de leurs stands tend à devenir un « showroom » où le visiteur est accueilli de manière plus représentative de l'entreprise exposante. Il y sera possible d'y manger, d'accueillir les clients et leur faire tester leurs échantillons. Le coût de déplacement pour l'exposant sera alors rentabilisé par le montant des affaires générées. La valeur ajoutée de la rencontre physique se positionne autour de la qualité des interactions humaines avec le client, supports de la satisfaction des clients vis-à-vis des vendeurs et premières pierres de la construction de la fidélité à la marque et au fournisseur (Pellat, 2018) participant à la qualité de l'expérience client vécue par le visiteur/client.

La présence de la technologie numérique est incontournable désormais sous la forme de salons virtuels. Il reste à savoir maîtriser l'organisation du mix entre la partie virtuelle et la partie physique de cette activité commerciale. Notre étude montre que la valeur humaine reste l'élément clé à respecter pour poursuivre une efficacité commerciale accrue. Ces nouvelles formes de salons amènent à se poser la question de la valeur ajoutée de chacun des formats utilisés (physique, virtuel, hybride). Chacun d'entre eux remporte un succès spécifique dans la performance commerciale. « On ne doit pas copier dans le virtuel, le modèle du physique » nous ont confié les interlocuteurs des sociétés ER et AV. Quel que soit le mode utilisé, les exposants n'investissent dans les salons que si ces derniers leur permettent d'acquérir de nouveaux clients '*leads*' à un prix moindre que celui pratiqué actuellement. Le passage des salons physiques à des modes hybrides nécessitera un temps d'adaptation pour les investisseurs, de transformation et de formation des clients du fait que la sensibilité à la ressource des réseaux sociaux n'est pas familière à ces personnes. Ceci pourrait résoudre la différence constatée entre le nombre de visiteurs et les prospects réels qui sont en cours de visite des salons. Elles souhaitent s'orienter vers des indicateurs de performance vis-à-vis des salons, voire « payer à l'acte » (ou le prospect acquis) la prestation obtenue à l'issue des salons. Les nouveaux modèles d'affaires qui se dessinent pour le futur doivent intégrer la valeur sociale et son humanité associée. Cette qualité relationnelle est à la base du commerce depuis des millénaires. Le savoir-faire commercial repose spécifiquement sur l'individualisation du discours avec son interlocuteur. L'individualisation de la communication impacte la satisfaction globale que le client évalue à chaque interaction relative à l'expérience vécue, premières pierres d'une fidélisation du client. Cette dernière se construit dans le temps, au fil de l'accumulation d'interactions et de satisfactions. Les salons de demain, en modifiant l'impact spatial et en allongeant la période pendant lesquels les échanges peuvent se réaliser, travaillent pour l'installation d'une fidélisation entre les fournisseurs et les clients.

Références

Berne C., Garcia-Uceda, M.E. (2007), "Targeting efficiency among trade show nonattendees", *Journal of Targeting, Measurement and Analysis for Marketing*, Vol. 15, No 3, June, p. 146-157.

Berne C., Garcia-Uceda, M.E. (2008), "Criteria involved in evaluation of trade shows to visit", *Industrial Marketing Management,* Vol. 37, No 5, June, p. 565-579.

Bezès C. (2019), « Quel smart retailing en magasin pour quelle expérience omnicanal vécue ?». *Recherche et Applications en Marketing,* vol. 34, n° 1, p. 95-118.

Bleier A., Harmeling C.M, Palmatier R.W (2019), "Creating Effective Online Customer Experiences", *Journal of Marketing,* Vol. 83, No 2, p. 98-119.

Blythe J. (2002), "Using industrial trade shows for key account management", *Industrial Marketing Management*, Vol. 31, No 7, November, p. 627-635.

Gerschewski S., Evers N., Nguyen A.T, Jintae-Froeses F. (2020), "Trade Shows and SME Internationalization: Networking for Performance", *Management International Review*, No 60, p. 573-595.

Hansen K. (2004), "Measuring performance at trade shows. Scale development and validation", *Journal of Business Research*, No 57, p. 1-13.

Herbig P., O'hara B., Palumbo F.A. (1994), "Measuring trade show effectiveness: An effective exercise?", *Industrial Marketing Management*, No 23, p. 165-170.

Imhof G., Klaus P. (2020), "The dawn of traditional CX metrics? Examining satisfaction, EXQ, and WAR", *International Journal of Market Research*, Vol. 62, No 6, p. 673-688.

Kang J., Schrier T. (2011), "The Decision-Making Process of Trade Show Exhibitors: The Effects of Social Value, Company Size, and Prior Experience on Satisfaction and Behavioral Intentions", *Journal of Convention and Event Tourism,* Vol. 12, No 2, p. 65-85.

Lin Y.K., Kerstetter D., Hickerson B. (2016), "Constructing a trade show exhibitor satisfaction scale from a stakeholder perspective", *Journal of Tourismology*, Vol. 2, No 2, p. 13-35.

Mayaux F., Shaw J., Tissier-Desbordes E. (2006), « Les foires et salons : pour quoi faire ? Objectifs des exposants et mesure de l'efficacité », *Décisions Marketing,* n° 41, janvier, p. 23-32.

Marjit S., Mandal B. (2020), "Virtual trade and comparative advantage". *In The fourth dimension. Kobe University Monograph Series in Social Science Research*, Springer Edition.

Pellat G. (2018), *La relation client-vendeurs. L'équilibre des altérités*, Collection innovation, entrepreneuriat et gestion, Londres, ISTE Editions, 249 p.

Reinhold M., Reinhold S., Schmitz C. (2010), "Exhibitor satisfaction in business-to-business trade shows – Understanding performance patterns from Vavra's Importance Grid perspective", *European Marketing Academy,* 39th EMAC Annual Conference, Copenhague.

Reinhold M., Reinhold S., Schmitz C. (2017), "Understanding exhibitor satisfaction in trade shows and consumer fairs", *Handbuch Messe management: Planung, Durchführung und*

Kontrolle von Messen, Kongressen und Events. Springer Edition. p. 857-872.

Reish M. (2017), "Change comes to Pittcon: As instrument makers worried about taxes and trade, organizers unveiled changes for the conference", *C&En Magazine*, Vol. 95, No 13, p. 22-23.

Rinallo D., Bathelt H., Golfetto F. (2017), "Economic geography and industrial marketing views on trade shows: Collective marketing and knowledge circulation", *Industrial Marketing Management*, No 61, p. 93-103.

Sarmento M., Simoes C., Farhangmehr M. (2015), "Applying a relationship marketing perspective to B2B trade fairs: The role of socialization episodes", *Industrial Marketing Management*, Vol. 44, No 1, p. 131-141.

Siebert A., Gopaldas A., Lindridge A. Simoes C. (2020), "Customer Experience journeys: Loyalty loops versus Involvement spirals", *Journal of Marketing*, Vol. 84, No 4, p. 45-66.

Skallerud K. (2010), "Structure, strategy and performance of exhibitors at individual booths versus joint booths", *Journal of Business and Industrial Marketing*, Vol. 25, No 4, p. 259-267.

Smith T. M., Gopalakrishna S., Smith P. M. (2004), "The complementary effect of trade shows on personal selling", *International Journal of Research in Marketing*, Vol. 21, No 1, p. 61-76.

Sridhar S., Voorhees C. M., Gopalakrishna S. (2015), "Assessing the drivers of short-and long-term outcomes at business trade shows", *Customer Needs and Solutions,* Vol. 2, No 3, p. 222-229.

Tanner J. F. (2002), "Leveling the playing field: Factors influencing trade show success for small companies", *Industrial Marketing Management*, Vol. 31, No 3, p. 229-239.

Tafesse W., Skallerud K. (2017), “A systematic review of the trade show marketing literature: 1980–2014”, *Industrial Marketing Management*, No 63, p. 18-30.

Sites internet:

ArabHealth, (2021). Arab Health website, https://www.arabhealthonline.com/en/Home.html/

Statista, (2021), «Revenu of leading trade fair organizers worldwide in 2019», https://www.statista.com/statistics/263837/revenue-of-leading-trade-fair-organizers-worldwide

UFI, (2021), UFI Global Barometer provides 2020 results and 2021 perspectives for the exhibition industry, https://www.ufi.org/mediarelease/ufi-global-barometer-provides-2020-results-and-2021-perspectives-for-the-exhibition-industry/.

Vispronet, (2021), «What are the costs of exhibiting at a trade show? », https://www.vispronet.com/blog/costs-of-exhibiting-at-a-trade-show, consulté le 12 mai 2021

« OPEN BANKING » DANS LES ENTREPRISES DE BANQUE DE DETAIL : EVOLUTION OU REVOLUTION ? ÉTUDE DU CAS NB NETWORK+

Murta, Rui
Universidade Europeia, Portugal
Gonçalves, Fernando F.
Universidade Europeia, Portugal
CEMAPRE-REM, ISEG, Universidade de Lisboa, Portugal

Abstract

Open Banking can be analysed at two different levels: in a traditional banking approach, represented by current banks that also have information about their customers, and in a perspective of TPPs (Third-Party Providers), incorporated by Fintechs, digitally more agile, but that rely on information residing in banks to provide a unique experience for their customers.

We took advantage of the launch of the NBnetwork+ solution in a Portuguese bank, to test two of the three strategies that retail banking can adopt: Bank as an Integrator (BaaI) or Bank as a Platform (BaaP).

Résumé

L' « Open Banking » peut être analysé à deux niveaux différents : à travers d'une approche bancaire traditionnelle, représentée par les banques actuelles, qui disposent également d'informations sur leurs clients, et dans une perspective de TPP (Third-Party Providers), incorporés par des Fintechs, numériquement plus agiles, mais qui s'appuient sur des informations résidant dans les banques pour offrir une expérience unique à leurs clients. Nous avons profité du lancement de la solution NBnetwork+ dans une banque portugaise, pour tester deux des trois stratégies que la banque de détail peut adopter: Bank as an Integrator (BaaI) ou Bank as a Platform (BaaP).

Classification JEL : **G21, G22, G23 e G28**
Keywords : **Open Banking, Banking as an Integrator, Bank as a Platform, Business Financial Advisor**
Mots clés : **Banque ouverte, Banque en tant qu'intégrateur, Banque en tant que plateforme, Conseiller financier d'entreprise**

INTRODUCTION

La transformation globale du monde financier s'est accélérée. Bien que les banques européennes aient amélioré leur situation globale ces dernières années, elles restent confrontées à des défis sensibles tels que la mondialisation, la règlementation, la numérisation, l'évolution démographique et, plus récemment, les répercussions de la crise engendrée par la COVID-19. Globalement, le modèle d'entreprise traditionnel de la banque de détail est soumis à des pressions pour se transformer et se concentrer sur ses forces : un intérêt central accordé au client et à ce titre, une forte concentration sur sa chaîne de valeur, le client.

Ces modèles économiques comprennent de nombreux écosystèmes voire des collaborations plus larges (potentiellement non bancaire) comptant des acteurs numériques mais l'accent est mis, dans cet article, sur des offres bancaires plus limitées que le potentiel d'action de ces modèles. Par ailleurs, les gestionnaires de clients sont compétents et performants du fait qu'ils sont attentifs à leurs clients en leur fournissant les services dont ces derniers ont besoin afin de leur faire vivre une expérience client réussie. C'est l'avantage concurrentiel dont dispose la banque face aux « *big techs* » et « *fintechs* », qui résulte de la gestion et de la maîtrise de grandes quantités de données fournies par ses clients qui effectuent leurs transactions dans leur banque.

Nous avons étendu le champ de cette recherche aux initiatives d'« *Open Banking*» que les banques ont mises en œuvre pour personnaliser les expériences de leurs clients, en tirant parti de la législation imposée par la directive européenne PSD2. Cette directive autorise les banques à partager plus aisément qu'avant avec leurs clients, ainsi qu'à des tiers, les clients conservant la propriété des données et leurs contrôles. Ces initiatives mettent en lumière des questions importantes quant au rôle futur des banques, ainsi que sur les défis et les opportunités inhérents à ce nouveau paysage. Cela se traduit par le passage du paradigme actuel de la banque fondé sur une vision par abonnement à une réalité bancaire marquée par le BaaS (*Bank as a Service*). Ce changement s'appuie sur des processus de recherche de nouvelles sources d'activité, telles que la monétisation des données, avec le soutien du conseiller financier personnel (PFA) et du conseiller financier d'entreprise (BFA).

Cette étude vise à se concentrer sur une application de BFA, la solution NBnetwork+, lancée en octobre 2020 par Novo Banco pour ses clients « entreprise ». Cette application a remporté l'édition 2020 des « Portugal Digital Awards », avec le titre de *«Best Banking Project»*.

Basé sur le service de banque par Internet de Novo Banco NBnetwork, développé pour un usage commercial principalement pour les entreprises portugaises et espagnoles, *NBnetwork+* a rendu ce service encore plus complet, avec la possibilité pour les clients d'agréger tous leurs comptes en une seule solution[21] .

Il s'agit de la première réponse d'une banque portugaise à la transformation numérique destinée aux entreprises, dans le contexte de l'« *Open Banking* », par le biais de solutions BFA.

REVUE DE LA LITTERATURE

Du fait des progrès de la technologie numérique, diverses industries et divers services peuvent être intégrés dans une plateforme unique. Cependant, si d'une part l'adoption d'une plateforme numérique pour ces modèles d'entreprise peut accroître leur avantage concurrentiel en optimisant le fonctionnement par l'intermédiaire du partage des données et à la commodité de la transaction[22], d'autre part, les institutions financières les plus conservatrices sont réticentes à partager avec d'autres entreprises, ce qu'elles considèrent comme leurs précieuses informations sur leurs clients. Elles invoquent les règlementations, la sécurité de l'information et la protection de la vie privée des clients. Cette observation conduit la plupart des plateformes

---

[21] « NBnetwork, suivre la croissance des entreprises par le biais de l'internet »,
<https://www.novobanco.pt/site/cms.aspx?labelid=nbnetwork>, consulté le 10 juin 2021.

[22] Aneesh Zutshi *et al.*, 2019, "The emergence of digital platforms: A conceptual platform architecture and impact on industrial engineering", *Comput. Ind. Eng.*, No 136, p. 546-555.

numériques développées par les institutions financières à n'appliquer ces outils du digital, qu'à leurs propres produits ou services.

Toutefois, cette situation a changé lorsque la directive sur les services de paiement (DSP2) a été révisée et lancée en janvier 2018[23] . Dans le cadre de la DSP2, les institutions financières de l'Union européenne (UE) ont été obligées de partager les données de leurs clients avec d'autres prestataires de services. En conséquence, le partage des données des clients avec d'autres entreprises a exacerbé une demande forte qui s'est propagée à toute la filière financière et est devenue une tendance mondiale indispensable[24] .

Ces dernières années, pour suivre la tendance, l'« *Open Banking* » représente un changement majeur dans le secteur bancaire parce qu'il promeut non seulement la sécurité des transactions et le partage des données, mais aussi parce qu'il améliore l'efficacité et la commodité du service fourni aux clients, ce qui est essentiel pour ces derniers, à l'ère du numérique[25]. L'« *Open Banking* » est un modèle de collaboration interprofessionnelle composé de membres issus des milieux de la banque et qui regroupe aussi des structures non bancaires, toutes utilisant des plateformes

---

[23] « Directive sur les services de paiement : Foire aux questions, » <https://ec.europa.eu/commission/presscorner/detail/en/memo_15_5793>, consulté le 10 juin 2021.

[24] Michal Polasik *et al.,* 2020, "The impact of Payment Services Directive 2 on the PayTech sector development in Europe (L'impact de la directive sur les services de paiement 2 sur le développement du secteur PayTech en Europe)", *Journal of Ecoomic Behavior & Organization*, No 178, p. 385-401.

[25] Steve Mansfield-Devine (2016), "Open banking: Opportunité et danger", *Computer Fraud & Security,* No 10, p. 8-13.

technologiques. Ces plateformes sont dites ouvertes et innovantes afin de servir les clients potentiels en partageant les informations, les connaissances, les données clients[26] ainsi que les contextes commerciaux de chacun d'entre eux.

Les membres qui viennent de la banque et ceux qui n'appartiennent pas au milieu bancaire forment alors un écosystème financier comprenant les fournisseurs de comptes (les banques), les entreprises de technologie financière (les « *fintech* ») et les clients (figure 1).

Figure 1. L'écosystème de la banque ouverte (BO)

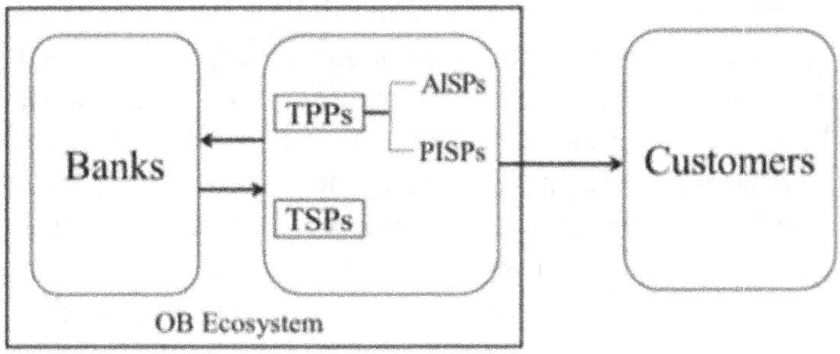

Source : *Auteur*

Selon l'« *Open Bank Implementation Body* » (OBIE) du Royaume-Uni, l'écosystème de la banque ouverte peut être classé en trois catégories[27] : (1) les fournisseurs de comptes, y compris les banques, les sociétés de crédit hypothécaire et

[26] « Open Banking... Et alors ? », <Https://www.pwc.com/it/it/industries/banking-capital-markets/OpenBanking/doc/Open-banking.pdf>, consulté le 10 juin 2021.

[27] Open Bank Implementation Body, ''Open bankink'' <Https://www.openbanking.org.uk/providers/>, consulté le 10 juin 2021.

les sociétés de paiement ; (2) les fournisseurs tiers (TPP), y compris les fournisseurs de services d'information sur les comptes (AISP) et les fournisseurs de services de paiement (PISP) et (3) les fournisseurs de services techniques (TSP). Dans le contexte de l'« *Open Banking* », les consommateurs ont le pouvoir de contrôler leurs propres informations financières. Avec le consentement des consommateurs, les fournisseurs de comptes et les prestataires de services techniques peuvent accéder aux données financières des consommateurs en contrepartie de meilleures recommandations sur les produits et des services financiers[28]. La plupart de ces produits et services sont fournis par le biais d'interfaces d'application ouvertes (API ouvertes) développées principalement par les PPT[29]. Elles appartiennent soit au domaine des télécommunications, soit au domaine du commerce électronique, soit encore elles constituent des plateformes intégrées de messagerie instantanée couplées à des moyens de paiements ou autres solutions complémentaires.

Cependant, les institutions financières prennent des risques importants en adoptant un modèle d'entreprise innovant[30]. Le secteur bancaire est soumis à une

---

[28] « Qu'est-ce que l'Open Banking ? », *<https://www.openbanking.org.uk/customers/what-is-open-banking/>, consulté le 10 juin 2021.*
<https://www.openbanking.org.uk/customers/what-is-open-banking/>, consulté le 10 juin 2021.

[29] Anshu Premchand *et al.* (2018), "Open Banking & APIs for Transformation in Banking", *In Proceedings of the 2018 International Conference on Communication (IEEE)*, Computing and Internet of Things (IC3IoT), Chennai, Inde, 15-17 février.

[30] Angus W.H Yip *et al.* (2018), "Sustainable business model archetypes for the banking industry", *J. Clean Prod.,* No 174, p. 150-169.

réglementation stricte et est contrôlé par les autorités. Cette prise de risque provoque quelques préoccupations du fait de l'initiation de nouvelles collaborations avec de nouveaux partenaires qui conçoivent ces solutions innovantes sans pour avoir testé auparavant la fiabilité de ces solutions. Dans ce contexte, la sélection des partenariats est une question cruciale pour les institutions financières afin de gérer les risques tout en améliorant l'avantage concurrentiel qu'elles en retirent en adoptant l' « *Open Banking* ».

L'intégration relationnelle qui se concentre sur la qualité des interactions au sein du réseau, repose en grande partie sur la confiance (Lin *et al.,* 2009). L'intégration relationnelle améliore l'interaction entre les membres à différents niveaux et d'un niveau à l'autre. Les interactions collectives donnent lieu à des avantages collectifs, qui sont censés être relativement dénués d'intérêt personnel et de comportement opportuniste (Swierczek, 2019). Plus l'intensité des interactions avec l'entreprise est élevée, plus les membres sont disposés à contribuer et à s'entraider au sein de l'équipe. Par ailleurs, lorsque les membres du réseau s'identifient les uns aux autres, ils sont davantage disposés à partager des connaissances de qualité pour l'amélioration de toutes les personnes impliquées (Kim, 2014). Ainsi, l'échange de connaissances précieuses est facilité par la confiance entre les membres (Isaac *et al.*, 2019). Dans un réseau à forte intégration relationnelle, les PME peuvent acquérir des connaissances précieuses pour améliorer l'innovation. Les interactions de haute qualité entre les membres les rendent plus disposés à soutenir et à aider les efforts d'innovation des uns et des autres, sachant qu'ils recevront également un avantage réciproque (Alinaghian *et al.*, 2019).

C'est dans ce contexte que les banques cherchent la bonne réponse à la déréglementation, et il n'y a pas de solution universelle. La réponse stratégique appropriée dépend de la rapidité avec laquelle les nouvelles tendances du marché sont adoptées, des attentes et du comportement des clients des banques, de leurs modèles commerciaux et opérationnels et, enfin et surtout, de leur culture d'entreprise[31] . À la lumière de cette réponse à la demande, les banques peuvent être regroupées en trois groupes en fonction de leur approche de l'« *Open Banking* » :

Figure 2. Les trois groupes de réactions à l'*Open Banking*

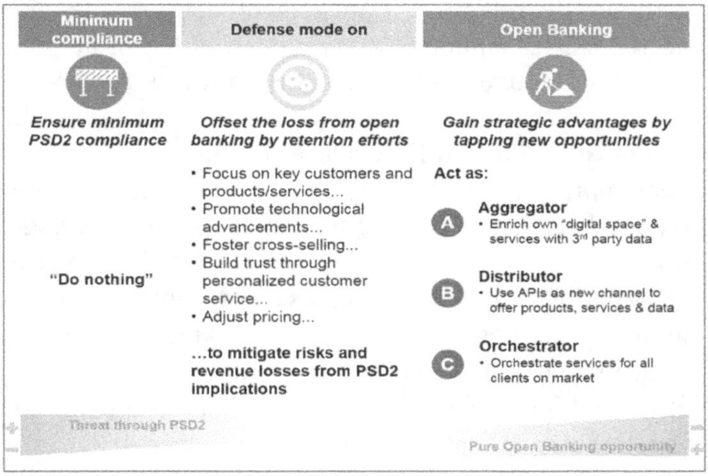

Source : *Banking Hub par Zeb*[11]

---

[31] "Open Banking is here to stay", <Https://www.bankinghub.eu/innovation-digital/open-banking-stays>, consulté le 15 mai 2021.

Celles qui appliquent la Conformité minimale :
Il s'agit des banques qui " ne croient pas " à l'impact commercial de la DSP2 et/ou qui acceptent la perte de revenus. Bien que l'impact attendu sur les revenus des banques puisse être significatif, de nombreux groupes bancaires continuent de suivre une stratégie d'application de la loi, ce qui signifie qu'ils ne font rien de plus que de se conformer à la loi applicable.

Celles qui sont en Mode défense activé
Il s'agit des banques qui pensent que l'impact négatif de la DSP2 sera marginal et pourra être compensé par des instruments bancaires standard défensifs tels que des activités de rétention, l'ajustement des prix, la pression accrue sur les équipes commerciales, et le fait que d'autres banques du secteur adoptent cette approche.

Celles qui adoptent l' "*Open Banking*"
Cette option consiste à explorer les possibilités d'un cadre ouvert dans lequel les banques sont disposées à partager des données et à autoriser des tiers à accéder à d'autres informations que celles relatives aux comptes. Il existe trois modèles de base pour l'Open Banking : "agrégateur", "distributeur" ou "orchestrateur". Tous ces modèles peuvent être combinés dans la stratégie globale d'une banque, en fonction des indicateurs de rentabilité espérés.

Figure 3. Modèles de l'archétype Open Banking et rôles de la banque

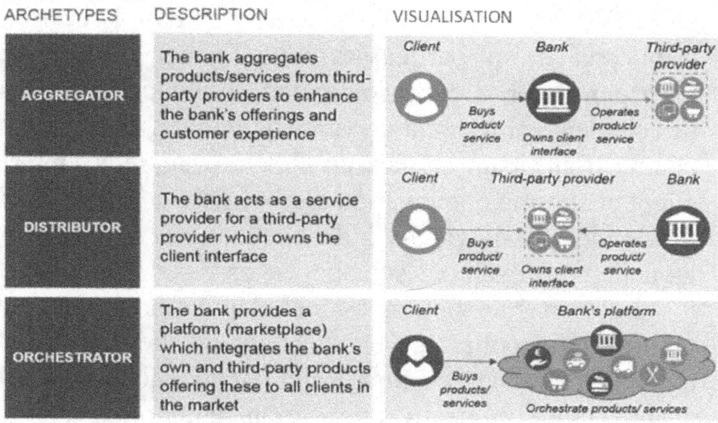

Source: *Banking Hub par Zeb*[32]

Dans le modèle de l'agrégateur, les banques vendent leurs produits/services directement au client ou elles s'associent à un prestataire de services, agissant dans ce cas-là, comme agents. L'un des cas d'utilisation les plus fréquents de l'agrégation, est la fourniture d'informations sur des comptes bancaires multiples. Un conseiller financier personnel est alors attribué à chaque particulier relevant de cette typologie et pour le cas des entreprises, quel que soit leur taille, un conseiller financier d'entreprise *ad hoc* est alloué pour chacune d'entre elles. Dans ce contexte, nous pouvons dire que la Banque assume la position de Banque en tant qu'intégrateur (BaaI). L'application NBnetwork+ est un exemple de l'application de cette stratégie.

---

[32] Erwin Meichenitsch et al., "Open Banking is here to stay", <Https://www.bankinghub.eu/innovation-digital/open-banking-stays>, consulté le 15 mai 2021.

Dans le cas où la banque devient un distributeur, elle traite l'affaire réalisée comme un prestataire de service auprès du client finale (TPP). Citons l'exemple de l'octroi d'un prêt à un particulier pour l'achat d'un appareil électroménager. Le consommateur traite ce financement directement sur le point de vente de l'achat. Dans ce cas, la banque fournit un service au TPP qui possède l'interface client et assume une position de fournisseur BaaS (*Bank as a Service)* passif vis-à-vis du client. C'est la raison pour laquelle nous excluons son analyse dans cet article.

La troisième option est celle qui représente le plus grand défi pour la banque lorsqu'elle devient un orchestrateur. Dans ce modèle, les banques construisent leur propre plateforme ou application autonome avec des produits ou services qui vont au-delà de ceux disponibles dans les services bancaires traditionnels, tels que les paiements via l'application dans les parkings, l'achat de billets, l'achat de biens à prix réduits, etc. Les banques peuvent offrir ce service en intégrant des fournisseurs et des écosystèmes de tiers dans leurs plateformes, ce qui ramène la place de la banque au cœur de la vie quotidienne des clients et leur permet de gérer leurs besoins du quotidien. Dans ce dernier cas, la banque prend la position de BaaP *(Bank as a Platform*).

À partir de ces positions stratégiques et en supposant que la première et la troisième option soient celles qui permettent à la banque de contrôler cet écosystème, les questions de recherche suivantes ont émergé dans un contexte d' « *Open Banking* » :

- Q1 : Le choix du positionnement stratégique de BaaI *(Bank as an Integrator*) dans la banque de détail et dans le segment des entreprises représente-t-il une évolution ou une révolution ?

- Q2 : Le positionnement stratégique BaaP (B*ank as a Platform*) de la banque de détail dans le segment des entreprises représente-t-il une évolution ou une révolution ?

METHODOLOGIE ET ANALYSE DES DONNEES

Positionnement stratégique de la BaaI de la banque de détail sur le segment des entreprises

Pour répondre à la question de la recherche Q1, nous avons développé 3 phases :

- Phase 1 : La validation des initiatives de banque ouverte
- Phase 2 : Le développement et l'évaluation d'un espace unique
- Phase 3 : L'analyse du niveau de suivi et d'aide à l'utilisation de ce nouveau support.

- Phase 1. Validation des initiatives de banque ouverte, par le biais d'entretiens avec des entreprises

Avec le développement de la solution NBnetwork+, les initiatives « *Open Banking* » de cette solution ont été validées, avec la participation de 42 entreprises, dont 32 entretiens ont été réalisés en face à face. Il s'agit d'entretiens non standardisés, non structurés et « *one-to-one* ». Ils ont été complétés par deux « *Focus Groups* » l'un à Porto et l'autre à Lisbonne en compagnie de 5 entreprises pour chacune des deux réunions. Ces entretiens ont eu lieu entre juin 2019 et septembre 2019. Ils ont été menés par 3 collaborateurs du

Département Marketing Digital de Novo Banco, 1 des 2 membres de l'équipe BFA, un membre du service « *design* » et le conseiller du client qui faisait l'objet de l'interview.

Le profil des entreprises interrogées a été regroupé selon les caractéristiques suivantes :

a) Relation bancaire existante, avec identification des banques avec lesquelles elle est en relation et indication des facteurs de différenciation.

b) Expérience et facilité d'utilisation des canaux numériques avec les banques avec lesquelles le client est en relation.

c) Principales caractéristiques à insérer dans le BFA pour une utilisation utile.

d) Volume de Chiffre d'affaires réalisé.

Lors des entretiens, le profil de la personne interrogée a été mesuré à l'aide des éléments suivants

a) L'âge qui est différencié par tranches de 5 ans.

b) Le rôle que la personne interrogée occupe dans l'entreprise.

c) Le niveau d'appétence technologique.

d) Le niveau de soutien de la BFA potentielle.

Les niveaux d'appétence technologique et d'adhésion à la technique ont été mesurés sur une échelle de Likert en 4 points : 1 réduit, 2 faible, 3 moyen et 4 élevé.

Le tableau 1 présente la provenance géographique des entreprises interrogées.

Tableau 1. Répartition des entreprises par secteur d'activité et par localisation du siège social

Sector of Activity	Total			Aveiro		Braga		Leiria		Lisbon		Oporto		Santarém		Setúbal	
	SME	SB	Total	PME	SB	PME	SB	PME	SB	PME	SB	PME	SB	PME	SB	PME	SB
Consulting	1	6	7							1	2			4			
Engineering & Construction	3	0	3			1				2							
Industry	10	4	14	4				3	1	1	1			1	2		1
Health & Cosmetics	2	1	3									2		1			
Services	5	6	11			1				1	3	2		2	1		1
Technology	2	2	4			1					1	1		1			
Total	23	19	42	4		3		4		12		5		12		2	

Source : *base des données de Novo Banco.*

L'échantillon total se compose de 42 entreprises, représentant 6 secteurs d'activité, dont 55 % de petites et moyennes entreprises (PME) et 45 % de petites entreprises (PE). La plus forte concentration de réponses se trouve dans la région de Lisbonne et Santarem, représentant environ 57 % de l'échantillon.

Tableau 2. Caractérisation des secteurs d'activité des entreprises interrogées

Sector of Activity	Total			Turnover	Nº	Age	Tecnological	Seniority	BFA
	SME	SB	Total	million €	Employees	Avg	level	Avg	Acept
Consulting	1	6	7	253,7	3 067	57,3	2,3	15,4	2,4
Engineering & Construction	3	0	3	520,0	2 810	44,0	2,3	21,7	1,3
Industry	10	4	14	325,8	1 398	42,9	2,2	14,6	2,4
Health & Cosmetics	2	1	3	27,2	77	40,3	2,0	10,3	2,3
Services	5	6	11	362,9	2 876	46,5	2,0	14,7	2,2
Technology	2	2	4	123,5	337	37,5	3,8	8,3	3,5
Total	23	19	42	1 613,1	10 565	44,7	2,4	14,2	2,4

Source : *base des données de Novo Banco.*

Le secteur de la technologie révèle un niveau d'acceptation du support de la BFA, qui est partiellement corroboré par l'analyse de la régression linéaire des variables indiquées (secteur d'activité, âge moyen du répondant, niveau de connaissance technologique, ancienneté de l'entreprise en tant que client de la banque). Nous voulons donc savoir s'il sera possible d'obtenir une valeur estimée pour l'acceptation d'une BFA, en fonction des variables identifiées dans le tableau 2. L'analyse de régression a permis d'obtenir le tableau 3.

Tableau 3. Corrélation linéaire simple

BFA Acepptance	*Multiple R*	*R Square*	*P-value*	*Observations*
Tech level	52,6%	27,6%	0,0003	42
Economic Activity	38,3%	14,7%	0,0123	42
Age	13,1%	1,7%	0,4072	42
Seniority	13,0%	1,7%	0,4114	42
Tech level + Economic Activity	54,8%	30,1%	0,0009	42

Source : *base de données de Novo Banco*

En résumé, dans les tests des hypothèses individuelles aux variables, seuls le niveau technologique (R^2 de 27,6% et p-value de .0003) et l'activité économique (R^2 de 14,7% et p-value de .0123) semblent avoir une valeur explicative des différences observées.

Toutes les autres variables ne semblent pas avoir de valeur explicative, car les valeurs p sont largement supérieures à 5 %.

Cependant, si l'on regroupe dans un modèle, le niveau technologique et l'activité économique, l'activité économique prend une signification statistique plus faible et le R^2 ne s'améliore que marginalement pour atteindre 30 %.

Il convient donc de noter que l'interprétation des valeurs p ci-dessus n'est valable que dans l'hypothèse où les données de l'échantillon sont représentatives de l'ensemble de la population des entreprises.

Notre conclusion tend à ne considérer que le niveau technique comme modèle explicatif et, par conséquent, il semble être de loin la variable la plus décisive pour le BFA (parmi celles qui ont été incluses dans les entretiens). Dans la représentation graphique ci-dessous, le modèle indique un comportement attendu associé à cette variable.

Figure 4. Modèle économétrique prédictif de Tech Level pour l'acceptation du BFA

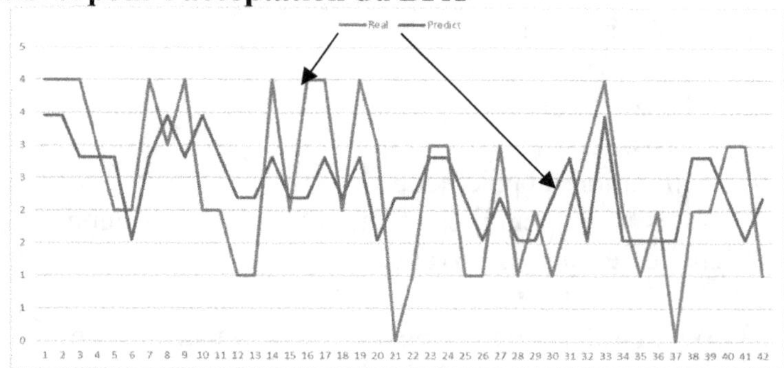

Source : *base des données de Novo Banco.*

- **Phase 2. Test de la solution « Open Banking » par le biais d'un MVP (Minimum Viable Product)**

Dans cette deuxième phase, qui a débuté en juillet 2020 (early pilot), un MVP a été créé (entre septembre 2019 et juin 2020), avec les caractéristiques suivantes :

- Agrégation des comptes
- Mouvements des comptes bancaires
- Calendrier financier avec prévisions financières
- Alarmes et notifications
- Initiation des paiements

Ces fonctionnalités ont été mises à la disposition d'un groupe restreint de 6 entreprises (1 PME et 5 SB), sélectionnées selon les critères suivants : entreprises contactées lors de la phase d'immersion, disponibles pour le test et faisant partie de la cible définie lors des entretiens précédents.

Dans le cadre de cette démonstration de faisabilité, des informations sur la facilité d'utilisation des écrans du NBnetwork+ ont été recueillies :

a) Tableau de bord
b) Calendrier financier
c) Notifications
d) Transactions
e) Initiation du paiement

Les commentaires reçus ont été regroupés selon l'échelle de mesure suivante :

Tableau 4. Échelle de mesure de la sensibilité de l'affichage du réseau NBnetwork+

☺	Valorisé
😐	Apprécié, mais il y a des aspects à améliorer
☹	Non trouvé / Suggestion d'amélioration

Source: *Auteur*

Les tableaux 5, 6, 7 et 8 résument les principales contributions reçues dans le cadre du test de concept via MVP :

Tableau 5. Évaluation de l'affichage du tableau de bord

Éléments évalués	**C1**	**C2**	**C3**	**C4**	**C5**	**C6**
Contenu, interprétation et facilité d'utilisation.	☺	☺	☺	☺	☺	😐
Indication, en résumé, des mouvements de la date et de l'heure	☹					
Accès direct au compte par le côté gauche		☹	☹	☹		
Accès à une société du groupe et à ses comptes				☹		☹
Accès aux informations existantes sur le crédit					☹	
Utiliser les couleurs rouge et verte pour les stores de couleur	☹					

Signalisation colorée personnalisable	☹					
Option deretour au tableau de bord	☹					
Mouvements : choix de la densité des lettres	☹					
Mouvements : légende avec les 10 derniers mouvements			☹			
Calendrier : Utilisation de la couleur grise pour les pendentifs	☹					☹
Calendrier : inclusion et solde de fin de journée	☹	☹			☹	☹
Calendrier : Identifier le jour en cours	☹	☹	☹			
Calendrier : signalisation en couleur des balles			☹			
Visibilité des notifications		☺	☹	☹		

Agrégation de la ventilation des comptes		☺	☺	😐	☺	😐

Source : *base des données de Novo Banco.*

Tableau 6. Évaluation de l'affichage du calendrier financier

Éléments évalués	**C1**	**C2**	**C3**	**C4**	**C5**	**C6**
Interprétation des caractéristiques du calendrier	☺	☺		😐	☹	😐
Taille des icônes des catégories (doit être plus grande)	☹			☹		
Nombre d'icônes de catégories (devrait être inférieur)			☹	☹		
Code couleur de l'icône			☺		☹	☹
Option de mouvements futurs			☺			

Source : *base des données de Novo Banco.*

Tableau 7. Évaluation de l'affichage des notifications

Éléments évalués	**C1**	**C2**	**C3**	**C4**	**C5**	**C6**
Interprétation et difficulté	☺	☺	☺	☹	☹	☺
Accès			☹		☹	

Définir des alertes pour les paiements les plus importants						☹

Source : *base des données de Novo Banco*

Tableau 8. Évaluation de l'affichage des transactions

Éléments évalués	C1	C2	C3	C4	C5	C6
Interprétation et difficulté	☺	☺	☺	☹	☹	☺
Possibilité d'imprimer à la main la liste des mouvements			☹			
Option de choix du compte pour l'interrogation						☺

Source : *base des données de Novo Banco*

Tableau 9. Évaluation de l'affichage des initiations de paiement

Éléments évalués	C1	C2	C3	C4	C5	C6
Interprétation correcte et fluide			☺	☺		☺
Ardoise de paiement international	☹	☹				
Reconnaissance automatique référence aux paiements	☹					
Option de paiement par lots			☹			
Option d'impression après un paiement			☹	☹		
Option fournisseurs fréquents					☹	

Source : *base des données de Novo Banco*

En octobre 2020, la solution a été mise à la disposition de tous les clients des banques intégrées dans la solution NBnetwork, en tant que fonction disponible sur la page d'accueil, sans augmentation du prix du service.

La figure 5 nous permet d'avoir un aperçu du taux d'érosion de l'utilisation de ce service, à travers l'évolution des consentements actifs.

Figure 5. Analyse de la création de consentements actifs chez les clients de Novo Banco

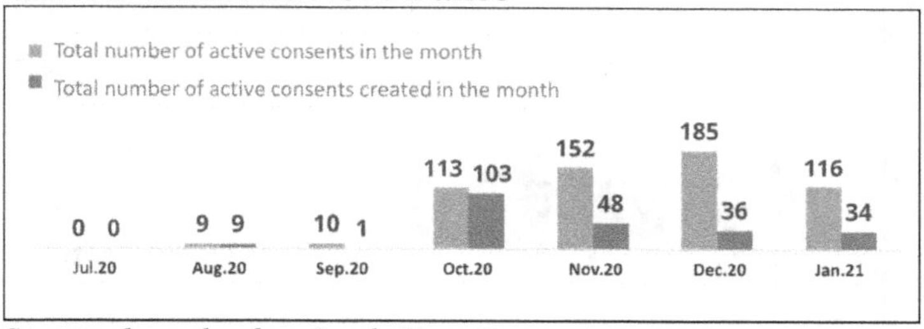

Source : *base des données de Novo Banco*

231 clients ont créé des consentements actifs entre août 2020 et janvier 2021. Cependant, 50,1 % (116) sont restés actifs en janvier 2021. La raison principale de cette répartition est due à la validité de 90 jours du consentement qui, s'il n'est pas renouvelé, expire.

- **Phase 3. Évaluation du niveau d'accès à la solution « *Open Banking* »**

Dans la troisième phase et sur la base des indicateurs clés de performance pour le suivi du projet, les demandes de consentement initiées et créées avec succès ont été analysées, ce qui témoigne du soutien des entreprises à cette initiative. Pour que les indicateurs soient comparables à ceux du marché, les demandes de consentement initiées et le taux de réussite de la création ont été analysés, ce qui se traduit par l'agrégation effective de comptes de banques autres que celle où le projet a été lancé. Les indicateurs recueillis dans le Novo Banco sont reflétés dans la figure 6.

Figure 6. Évolution du taux de réussite des demandes de consentement créées avec succès dans la Novo Banco

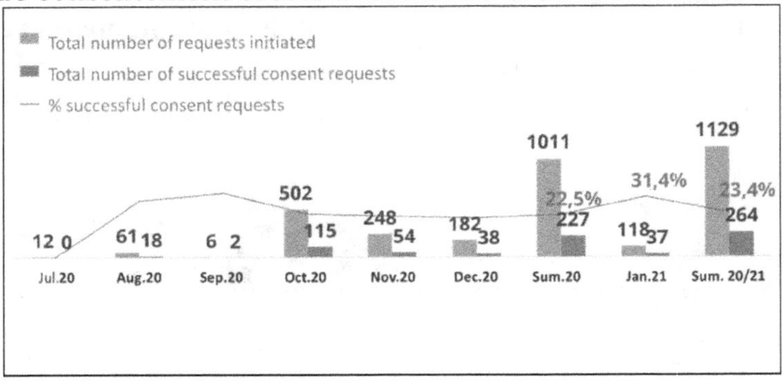

Source : *base des données de Novo Banco*

Il est démontré que 49,6 % du total des demandes initiées et 50,6 % des consentements créés avec succès ont eu lieu au moment de la mise à disposition de la solution pour tous les clients (octobre 2020) après la validation du concept. Cela prouve la dépendance à l'égard de la nécessité d'une solution dynamique assortie d'un soutien aux clients. Le taux d'agrégation des comptes d'autres banques à Novo Banco est de 23,4 % (données cumulées de 2020/21 à janvier). La figure 7 indique les données de marché obtenues par l'intermédiaire de SIBS[33] pour les demandes de consentement initiées et le taux de réussite de leur création :

Figure 7. Taux de réussite des demandes de consentement créées avec succès dans les banques analysées

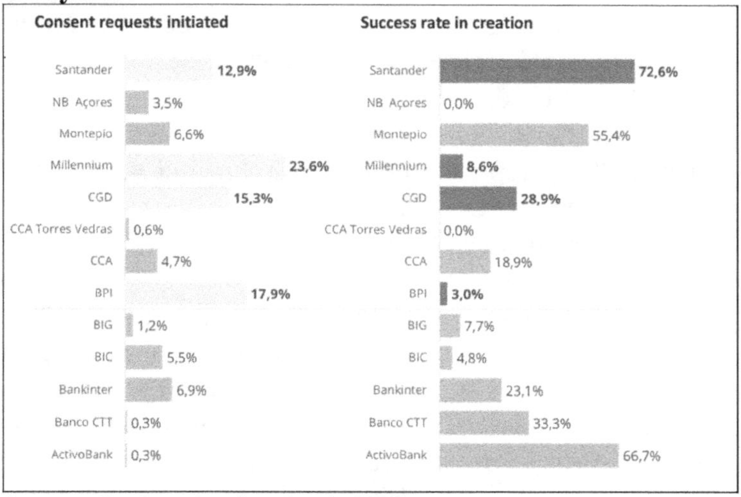

Source *: Basé sur les données du SIBS*

Parmi les banques analysées, Novo Banco occupe la 6e place. La meilleure évaluation est celle de Banco Santander, avec un taux de réussite dans la création de demandes de consentement de 72,6 %. Mentionnons que dans l'analyse de la Novo Banco vis-à-vis de la cible de cette étude, 35 % des clients pour lesquels des demandes de consentement ont été

[33] SIBS : Interbank Services Society, SA : est une société portugaise qui opère dans plusieurs pays dans le domaine des services financiers, notamment dans le domaine des paiements.

créées n'ont pas de compte dans d'autres banques. Les meilleures pratiques du marché comprennent les solutions BFA et PFA. Dans le cas de Novo Banco, la solution évaluée est BFA.

Le positionnement stratégique de la BaaP de la banque de détail dans le segment des entreprises

Pour répondre à la question 2, une démonstration de faisabilité a été réalisée avec une entreprise pharmaceutique de détail située dans le district de Santarem :

- identifier les clients cibles qui ont effectué des achats dans cette entreprise au cours de l'année et demie écoulée (79 semaines)
- a identifié des clients cibles qui n'ont pas effectué d'achats dans cette entreprise.

La campagne consistait à offrir une remise de 8 % sur tout achat dans cette entreprise si cet achat était effectué avec des moyens de paiement de Novo Banco. L'action a débuté le 15 février 2021 et s'est terminée 30 jours plus tard. Le processus est résumé dans la figure 8.

Fig. 8. Processus de communication, vérification croisée et remboursement

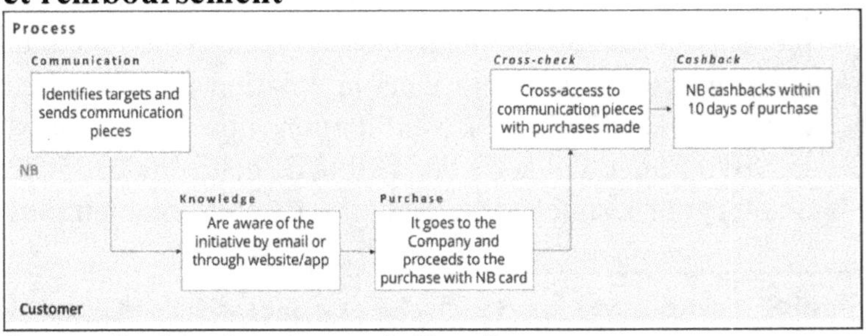

Source : *Basé sur le processus de Novo Banco*

Les résultats obtenus à partir de la démonstration de faisabilité effectuée auprès des clients de l'entreprise sont représentés dans la figure 9.

Figure 9. Résultats de l'entonnoir pour les entreprises clientes.

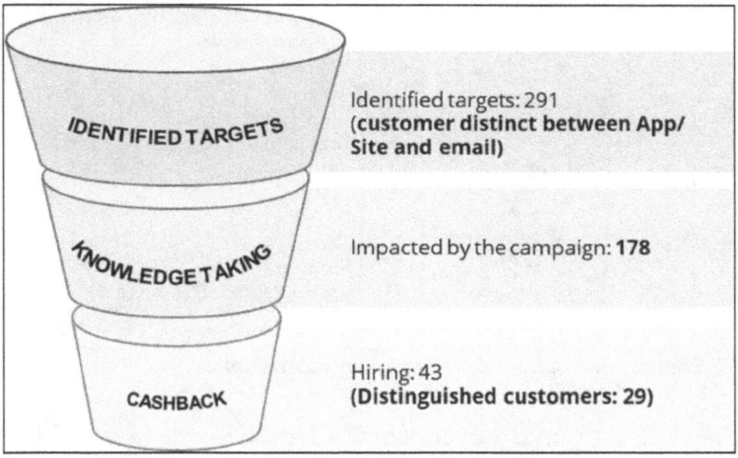

Source : *Sur la base des données de Novo Banco*

La preuve de concept du modèle de « *cashback* » a présenté un taux d'adoption de 24 % des clients de l'entreprise par rapport aux clients touchés par la campagne (qui ont été sensibilisés).

D'autre part, l'augmentation de la fréquence d'achat de ces clients est passée de 5,4 achats par semaine à 10,75 achats (+94%).

Pour la preuve de concept des non-clients de l'entreprise, les résultats obtenus sont représentés dans la figure 10.

Figure 10. Entonnoir des résultats pour les clients autres que les entreprises

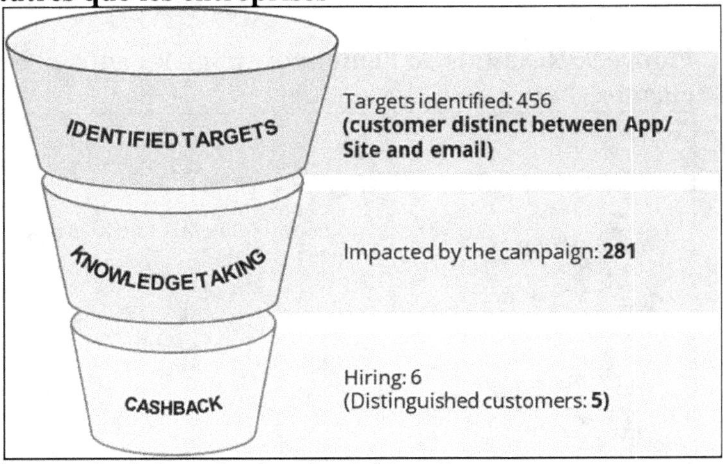

Source : *Sur la base des données de Novo Banco*

La preuve de concept du modèle de *«cashback»* a présenté un taux d'adoption de 2 % de non-clients touchés par la campagne (qui ont pris connaissance) de l'entreprise.

DISCUSSION

En ce qui concerne l'analyse des validations effectuées dans les phases 1, 2 et 3 du positionnement stratégique de Baal dans la banque de détail sur le segment des entreprises, les résultats semblent indiquer que :

1. Il est nécessaire de trouver des solutions dynamiques en relation avec les clients, car il s'avère que nombre d'entre eux ne l'utilisent pas parce qu'ils en ignorent l'existence.

2. La valeur proposée doit être communiquée pour être évaluée, ce qui n'a été fait qu'avec les personnes interrogées, après l'explication des fonctionnalités de la solution.
3. Certains clients n'agrègent pas leurs comptes en fonction de la fonctionnalité la plus utilisée de BFA. Nous pouvons vérifier qu'un client sur six n'agrège pas les comptes, mais apprécie la catégorisation et les listes de mouvements filtrables, avec la possibilité de les télécharger au format Excel.
4. Il est également nécessaire d'améliorer la communication sur les caractéristiques de l'extra-agrégation, étant donné qu'elles ont également été découvertes et qu'il existe une ignorance généralisée de ces caractéristiques.
5. Les difficultés liées à l'agrégation des comptes sont perçues comme relevant de la responsabilité des autres établissements de crédit (OCI) : les problèmes d'agrégation des comptes sont perçus comme des problèmes dont l'origine se trouve dans les OCI. L'idée répandue est qu'il faut laisser le temps à la technologie de faire son chemin.
6. L'entreprise pharmaceutique de détail s'est montrée satisfaite des résultats obtenus et a manifesté sa volonté de les étendre aux autres pharmacies du groupe, en proposant une augmentation des remises de 8 à 10 %. Cependant, le décret-loi n° 36/2021 du 19 mai[34] modifie le statut du médicament afin d'interdire la publicité pour les remises accordées sur le prix des médicaments.

---

[34] Voir le décret-loi n° 36/2021d et 19 mai 2021, <Https://dre.pt/web/guest/home/-/dre/163631333/details/maximized>, consulté le 10 juin 2021.

Or ce décret, rend impossible la répétition de cette campagne, dans la typologie d'activité des entreprises identifiées, mais n'empêche pas la réalisation de nouveaux tests dans d'autres secteurs d'activité, où il n'y a pas de telles restrictions, tels que la restauration, l'habillement ou les produits alimentaires.

CONCLUSION

Le fait que le Portugal dispose d'une plateforme API ouverte, le SIBS API Market, qui regroupe 24 entités et représente plus de 95 % des comptes bancaires, est un facteur qui révolutionne la manière dont les clients des banques interagissent avec leurs comptes de paiement. L'objectif d'offrir de nouveaux services innovants et des modèles commerciaux à valeur ajoutée basés sur les API, qui stimulent un écosystème de paiements et de services financiers en libre accès pour les entités TPP *(Third Party Providers)* dûment constituées et certifiées, peut être le lien qui permet une intégration rapide dans n'importe quel système, plateforme ou canal.

Bien que les variantes BFA soient étendues et comprennent six fonctionnalités : agrégation des comptes, initiation des paiements, catégorisation automatique des mouvements, liste des mouvements filtrables, notifications personnalisées et facturation/réconciliation automatique, la participation de l'entreprise à l'« Open Banking » semble conclure que l'agrégation des comptes soit le facteur de différenciation de ce processus.

D'autre part, les résultats indiquent que le processus d'adoption de l'« *Open Banking* » diffère selon qu'il s'agit de grandes entreprises (*SME - Small and Medium Size Enterprises*) ou de petites entreprises *(SB - Small Business*). Les premières ont tendance à résister à l'agrégation des comptes non seulement en raison de l'augmentation potentielle de leur exposition, mais aussi de l'affaiblissement de leur position de négociation par rapport à l'institution bancaire. Il est donc nécessaire de renforcer la proposition de valeur associée aux services d'intégration qui peuvent faire l'objet de solutions basées sur celles de BaaP et la création de partenariats. La négociation de nombreux partenariats permet à la banque d'offrir un ensemble de conditions avantageuses à ses clients, permettant ainsi de nouvelles sources de revenus. Ces collaborations et l'amplification des solutions numériques proposées aux clients augmentent les niveaux d'engagement de ces derniers. Elles complètent les solutions BFA et même PFA et aident la banque à se positionner en tant que plateforme pour offrir ce service qui intègre des fournisseurs tiers et des écosystèmes dans ses plateformes.

Les résultats obtenus nous amènent à considérer, à ce stade, le choix du positionnement et des stratégies de BaaI (*Bank as an Integrator*) ou BaaP (*Bank as a Platform*) dans la banque de détail et dans les entreprises d'un même segment d'activités avec une évolution vers la réponse introduite par PSD2 et pour l'entrée dans le marché des fintechs, en tant que TPPs (*third party providers*).

Les prochains défis pour la banque de détail sont de définir des modèles commerciaux qui permettent la réalisation de frais avec des services non financiers disponibles dans ces plates-formes intégrées. Ces solutions se heurtent aux objectifs sociaux des banques qui empêchent la perception de ces frais. Nous restons convaincus que cette solution est proche d'être atteinte et, si cela se produit d'ici à quelques temps, elle révolutionnera les modèles d'affaires actuels des banques traditionnelles.

En conclusion, nous suggérons que les futures études sur ce sujet recourent à un échantillonnage probabiliste et plus large, représentatif de celui étudié. Etant donné que le nombre d'utilisateurs des plateformes issues de l'« *Open Banking* » augmente chaque jour et que ce média est en constante évolution, il est nécessaire et pertinent de réévaluer les conclusions actuelles, en les étendant également aux solutions de l'IFP.

Références

Alinaghian L., Kim Y., Srai, J. (2019), "A relational embeddedness perspective on dynamic capabilities: a grounded investigation of buyer-supplier routines", *Industrial Marketing Management,* Vol. 85, No 1, p.110-125.

Isaac V.R., Borini F. M., Raziq M. M., Benito, G. R. (2019), "From local to global innovation: The role of subsidiaries' external relational embeddedness in an emerging market", *International Business Review*, Vol. 28, No 4, p.638-646,

Lin J. L., Fang S. C., Fang S. R., Tsai F. S. (2009), "Network embeddedness and technology transfer performance in R&D consortia in Taiwan", *Technovation*, Vol. 29, No 11, p.763-774,

Kim D. Y. (2014), "Understanding supplier structural embeddedness: A social network perspective", *Journal of Operations Management*, Vol. 32, No 5, p. 219-231,

Swierczek A. (2019), "Manufacturer structural embeddedness and the network rent: the intervening role of relational embeddedness in the triadic supply chains", *Supply Chain Management: An International Journal*, Vol. 24, No 3, pp. 334-354

CREATION D'ENTREPRISE : REPENSER LES ENTREPRISES POUR RELEVER DE NOUVEAUX DEFIS APRES UNE PANDEMIE

Puzzonia, Maurizio
Laboratorio Athena, Italie

Abstract
The SARS-CoV-2 epidemic has evidently changed many of the main business paradigms, every company reference point prior to this epochal event has been strongly questioned. In fact, economic and social data show a scenario with important criticalities, but also with some elements of recovery and possible development for the future.
The humility to rethink our businesses is needed, as the courage to go back almost to a start-up 2.0 state from which to start again with the hope that the times require; this is the spirit of adaptation that characterizes every human activity and especially the entrepreneurial one.
So, what are these new guidelines for giving renewed impetus to the business economy?

Résumé
L'épidémie de SRAS-CoV-2 a clairement modifié bon nombre des principaux paradigmes commerciaux. Tous les points de référence commerciaux antérieurs à cet événement marquant ont été fortement remis en question. En fait, les données économiques et sociales montrent un scénario avec des criticités

importantes, mais aussi avec quelques éléments de récupération et de développement possible pour l'avenir. Ce qu'il faut, c'est l'humilité de repenser sa propre activité, ainsi que le courage de revenir en arrière, presque à un état de startup 2.0. Il s'agit donc de repartir avec l'espoir que les temps exigent, dans l'esprit d'adaptation qui caractérise toute activité humaine et, plus encore, celle de l'entrepreneuriat.
Quelles sont donc ces nouvelles orientations pour donner un nouvel élan à l'économie des entreprises ?

Classification JEL : **F01**
Keywords: **Economy, startup, innovation, international, global, development, pandemic, covid-19, emergency, crisis, strategies, businesses, challenge, SME**
Mots clés : **économie, startup, innovation, international, mondialisation, développement, pandémie, covid-19, urgence, crise, stratégies, entreprises, défi, PME.**

INTRODUCTION

L'épidémie de SRAS-CoV-2 a manifestement modifié bon nombre des principaux paradigmes commerciaux, et toutes les références des entreprises avant cet évènement historique ont été fortement remises en question. En réalisant une analyse des données économiques et sociales, celle- ci décrit un scénario avec d'importants points critiques, mais aussi avec quelques éléments de rétablissement de la situation antérieure, ainsi que de développements nouveaux pour le futur.

Face à un tel évènement que nous nommons comme révolutionnaire, rares sont les entreprises qui pourront s'offrir le luxe de ne pas repenser leur modèle d'affaires.

L'humilité s'impose afin de repenser nos modèles entrepreneuriaux. Ce changement s'avère nécessaire, tout comme le courage de revenir presque à un état de startup 2.0 à partir duquel l'entreprise pourra redémarrer avec l'espoir que l'époque exige. Il s'agit d'avoir recours à l'esprit d'adaptation qui caractérise toute activité humaine dont, tout particulièrement, l'activité entrepreneuriale.

Ce processus de redémarrage des entreprises sert non seulement à faire face aux risques qui ont émergé de ce changement de scénario, mais aussi à saisir des occasions qui restaient cachées jusque-là et qui se dévoilent progressivement à l'horizon. En effet, s'il y a une certitude qui a émergée à l'issue de la crise, celle-ci réside dans le nombre d'opportunités qui se créent grâce à elle. En fait, de nouveaux paradigmes stratégiques importants sont en train de surgir. Ces derniers agiront comme une force motrice pour les entreprises qui seront capables de les identifier et d'en tirer parti.

Quelles sont donc ces nouvelles orientations pour relancer l'économie des entreprises ? Selon Philip Kotler, il n'y a que deux types d'entreprises : celles qui changent et celles qui disparaissent. Si l'entreprise souhaite appartenir au premier groupe, il est nécessaire d'utiliser les deux seules fonctions de l'entreprise qui sont responsables de la création de valeur au sein de son activité économique : le marketing et l'innovation. Mais même ces deux états d'esprits de l'entrepreneurial-réalité doivent être réinterprétés et soumis à l'effet du changement de paradigmes.

L'innovation voit sa force reconfirmée dans un monde de plus en plus chaotique et changeant. La destruction créatrice passe à travers les ornières de la digitalisation imposée par la pandémie mondiale ; cependant, cela ne doit pas occulter les vrais défis de l'entreprise de demain, à savoir « *environmental sustainability* », que l'Europe et le monde réclament à cor et à cri. Dans la nouvelle vision du marketing, une importance est donnée au fait que la stratégie doit prévaloir, en accordant une importance particulière aux réseaux, comme les réseaux de relations, qui, dans un scénario en constante évolution, sont de plus en plus difficiles à maintenir et donc toujours plus importants pour le succès de l'entreprise. C'est pourquoi, dans une perspective de plus en plus internationale, le soutien et l'amélioration de la communication d'entreprise deviennent fondamentaux.

Dans le cas de l'innovation, de nombreuses opportunités sont offertes par les importantes incitations publiques allouées pour faire face à la pandémie. Celles-ci doivent être évaluées au cas par cas et correctement exploitées par les entreprises demandeuses. Après avoir identifié les moteurs stratégiques qui peuvent sortir l'entreprise de la crise, il sera nécessaire d'identifier des outils plus purement opérationnels pour tirer le meilleur parti de ces canaux. Citons l'amélioration de la présence en ligne de l'entreprise auprès de ses clients utilisateurs, par le biais du commerce électronique et aussi l'attention fine à porter au contexte économique et social, en lien avec ce qui concerne les pouvoirs et politiques publiques. Cette prise de conscience de l'entreprise pourrait déjà à elle seule faire pencher la balance vers une vision plus optimiste du futur.

L'ENVIRONNEMENT DES ENTREPRISES ET L'INCIDENCE DE L'EPIDEMIE MONDIALE

Nous assistons à un phénomène extrêmement traumatisant pour l'économie, de l'avis de nombreuses personnes, un tel évènement aussi perturbateur n'a pas eu lieu depuis la Grande Dépression. De plus, aucune autre crise moderne n'a eu de conséquences aussi profondes - il suffit de penser, par exemple, au nombre de secteurs impactés par les répercussions de cette crise. La pandémie a généré un fort choc économique sur l'ensemble de la planète, entraînant une récession mondiale qui, dans de nombreux pays, a été encore plus profonde que celle déclenchée par les prêts hypothécaires à risque de 2008. Les petites et moyennes entreprises sont bien sûr dans « l'œil du cyclone », mais toutes les entreprises, avec la distinction qui s'impose, ont été durement touchées par ce changement de décor inattendu et soudain.

Ces bouleversements majeurs ont rendu les perspectives à court terme incertaines, malgré l'optimisme suscité par les vaccinations ; de plus, la crise de Covid-19 risque d'avoir un impact à long terme sur les économies mondiales, même si des mesures législatives ont permis d'espérer une reprise économique rapide, bien qu'une baisse de 3,4 % de la production mondiale d'ici 2020 ait été déjà constatée.

Figure 1. Projections de la croissance du PIB réel, en pourcentage[35]

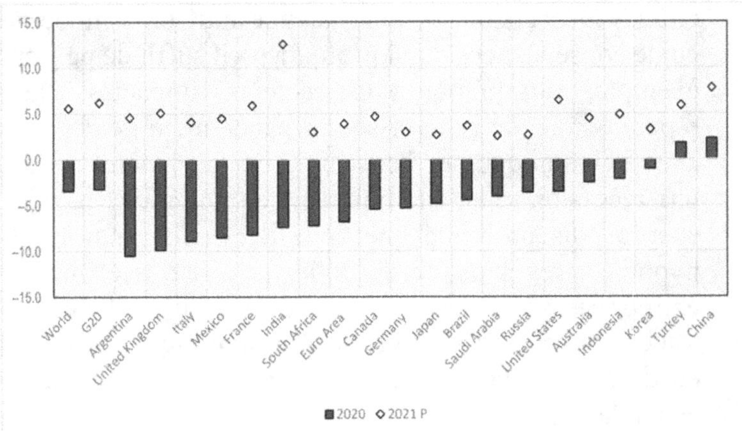

Source : *Perspectives économiques de l'OCDE*

Le graphique ci-dessus illustre clairement la manière dont la pandémie a affecté la croissance économique dans les pays à revenu élevé comme dans les économies émergentes, avec une baisse du commerce mondial de 10,2

[35] La figure 1 montre la croissance du PIB réel en 2020 et les projections pour 2021 dans certaines économies du G20, de l'UE et du monde. Les agrégats du monde, du G-20, de l'OCDE et des pays non membres de l'OCDE sont exprimés en pondérations du PIB nominal mobile en utilisant les parités de pouvoir d'achat. *Source : Perspectives économiques de l'OCDE : Perspectives économiques de l'OCDE, Rapport intérimaire mars 2021, Éditions de l'OCDE, Paris (OCDE, 2021, https://www.rba.gov.au/publications/fsr consulté en Octobre 2021.*

% en 2020 et un retour aux niveaux d'avant la pandémie au premier trimestre 2021. La croissance économique devrait s'accélérer de 5,6 % en 2021, mais la réalisation de ces prévisions dépendra des résultats de la campagne de vaccination et de la propagation des variantes du virus. Les conditions du marché du travail ont également subi des pressions considérables en 2020, avec des taux de chômage en hausse dans la plupart des pays, même s'ils ont été contenus par des mesures de maintien de l'emploi dans ces mêmes pays, chacun à leur manière.

Les fortes réductions de la consommation privée devraient entraîner une forte augmentation des défaillances et des faillites d'entreprises en 2021, en particulier dans les secteurs les plus touchés par la crise. Si l'impact sur la structure des entreprises au cours des années 2020 ne s'est pas forcément traduit par une augmentation des faillites d'entreprises, c'est principalement grâce à l'intervention des gouvernements qui ont réussi à amortir la situation avec des réformes temporaires ad hoc, fournissant aux entreprises les ressources nécessaires pour faire face aux insolvabilités. En effet, les réponses politiques ont été rapides et se sont appliquées à toutes les entreprises (action globale), dans le but d'amortir et, si possible, d'absorber complètement le choc exogène généré par la Covid-19. A cette fin, les gouvernements ont introduit des mesures massives de soutien à l'économie, non seulement pour les entreprises, mais aussi pour leurs travailleurs et, plus généralement, pour leurs citoyens. Malgré cela, le résultat de la crise a produit une augmentation des inégalités économiques, avec un effet asymétrique sur la distribution entre les différents pays et les secteurs. À l'heure actuelle, le niveau d'incertitude reste élevé et ne semble pas s'être atténué, du moins pour le moment, malgré l'augmentation de la vaccination auprès des populations.

Tous ces facteurs de risque ont contribué à un arrêt temporaire de la création de nouvelles entreprises et à une augmentation de leur taux de mortalité. Ce scénario, à l'heure de l'écriture de cet article, s'est déjà estompé dans de nombreux pays dans lesquels où ces nouvelles initiatives entrepreneuriales ont été mises en place et de nouvelles entreprises ont pris le chemin de la croissance.

RISQUES ET OPPORTUNITES ECONOMIQUES A L'HEURE DE LA COVID-19 : NOUVELLES STRATEGIES POUR SURMONTER L'URGENCE

Les leçons tirées d'une crise ne doivent jamais être oubliées et servir de leçons pour d'autres situations similaires. A ce titre, la crise de la Covid-19 n'est pas une exception. Le monde politique et le monde des affaires devront nécessairement prendre conscience que la reprise dépend d'eux et de la manière dont ils pourront valoriser l'innovation qui se loge souvent dans les PME, entreprises qui sont pourtant celles les plus exposées à la crise. Il appartient donc au monde politique de veiller à ce que les petites et moyennes entreprises, ainsi que leurs organisations représentatives, soient consultées et incluses dans les processus décisionnels en réponse à l'urgence pandémique. Les entrepreneurs sont en effet à l'épicentre de la crise économique. C'est pour cette raison que les gouvernements ont pris des initiatives sans précédent pour les soutenir dans cette bataille difficile, dont on entrevoit à peine un répit. Pour sortir de cette situation, il faut commencer à penser différemment et reconstruire une approche de l'entreprise plus proche de celle d'une start-up, afin d'être sûr que les nouvelles stratégies soient aptes à garantir un avantage et une adaptation à l'environnement concurrentiel, spécifiquement dans l'ère post-Covid.

Malheureusement, au vu des éléments qui sont constatés dans cette étude, il est clair que nous ne sommes pas encore en mesure d'échapper complètement à cet environnement d'urgence problématique de la Covid. Les entreprises doivent nécessairement apprendre à survivre dans la tempête causée par la pandémie et être en mesure, malgré la grande incertitude, de planifier leurs futurs, exercice encore difficile à ce jour. Certes, une orientation politique forte et cohérente à long terme serait la meilleure solution si l'on considère le point de vue de l'organisation des entreprises.

Cependant, au-delà de cette aide par les politiques publiques, les entreprises elles-mêmes doivent être prêtes à tirer profit des deux forces motrices qui se profilent à l'horizon. Il s'agit des opportunités offertes par les interventions publiques de soutien à l'économie ainsi que la forte impulsion générée par la digitalisation des process imposée par le confinement et le manque des déplacements. Dans ce dernier cas, l'impulsion évolutive de l'entreprise revêt une importance cruciale à double facettes. Si du point de vue du public, l'entreprise est perçue comme passive quant à sa capacité d'innovation et son dynamisme marketing, elle peut adopter une attitude plus proactive en stimulant l'esprit entrepreneurial relatif à celui de sa création et de sa croissance.

Toutes les entreprises, même celles qui ont une longue histoire derrière elles, doivent relancer leurs politiques d'innovation et de vente, comme si elles étaient en phase de démarrage pour pouvoir exploiter le potentiel de nouvelles initiatives qu'elles seules ont la capacité de mettre sur le terrain. L'énergie, créatrice du démarrage, doit être retrouvée, car elle avait fait le succès de cette entreprise et doit donc renaître à cette période. Pour atteindre cet objectif, le capital humain sera crucial et devra être de plus en plus sensibilisé et impliqué dans les changements en continu de l'entreprise à travers un système inclusif de gouvernance à plusieurs niveaux. Les premiers promoteurs de cette nouvelle façon de penser peuvent être les entrepreneurs eux-mêmes, qui devront garantir des mécanismes de gouvernance efficaces et inclusifs, afin de parvenir enfin à une application concrète de l'outil de délégation. Ce dernier a trop souvent été mis en avant mais a souvent été mal appliqué. Soulignons que le facteur le plus important encore sera la formation et la qualification des travailleurs car paradoxalement, dans un monde de plus en plus technologique, les ressources humaines auront de plus en plus de responsabilités et donc d'affecter de plus en plus, les résultats de l'entreprise.

Enfin, il convient de souligner que la numérisation n'est pas la seule tendance qui s'accélère. La transition verte qui vise la durabilité est désormais en cours et en croissance continue, représentant ainsi l'un des moteurs essentiels de la reprise. Les entrepreneurs devront veiller à ce que la machine de création de leur entreprise puisse fonctionner à nouveau à plein régime, comme en période ante-Covid, tout en préservant une transition équitable et, autant que possible, liée à la durabilité[36] .

---

[36] Pour plus d'informations sur l'ESG, voir également MAURIZIO PUZZONIA, *L'impact de l'investissement ESG, comment l'entreprise et*

Sur ces lignes d'évolution, il va donc se greffer l'impulsion à l'économie d'entreprise que seul le marketing peut donner. Cette fonction d'entreprise a trop souvent été considérée comme acquise car les marchés répondaient présents ou tout au moins, elle n'a pas été pleinement exploitée, surtout dans les PME. Dans ce contexte, même l'approche traditionnelle du marketing doit être renouvelée, en développant des pratiques nouvelles et originales. Le changement majeur vient du fait qu'il faille considérer le marketing opérationnel pur et simple, comme n'étant plus le seul paramètre qui puisse générer un résultat immédiat. Dans un contexte aussi volatile que celui de la pandémie et de la post-pandémie, c'est au contraire dans la partie stratégique que réside le secret de la résilience de l'entreprise. Mais attention, comme dans la "Théorie des jeux compétitifs" de John Nash[37] , parmi toutes les

l'université peuvent collaborer pour le réaliser avec l'innovation locale. Journal du management interculturel, Społeczna Akademia Nauk, volume 10, numéro 7, septembre 2018.

[37] La théorie des jeux est une discipline des mathématiques appliquées qui étudie et analyse les décisions individuelles d'un sujet dans des situations de conflit ou d'interaction stratégique avec d'autres sujets rivaux (deux ou plus) visant le gain maximal de chaque sujet. Fondamentalement, le comportement de chaque joueur est tel qu'il poursuit toujours la stratégie la plus avantageuse pour lui. Le point d'équilibre de Nash exprime dans un certain sens un comportement rationnel socialement utile puisque tous les joueurs obtiennent un paiement qui présente la convergence des intérêts de tous. S'il existe une stratégie dans le jeu qui présente le gain maximal pour tous les joueurs, on l'appelle point d'équilibre. Un point d'équilibre dans un jeu où la stratégie maximale est mise en œuvre exprime le fait que tous les joueurs réalisent le gain individuel maximal, mais aussi le gain collectif. Selon John Nash, un jeu peut être décrit en termes de stratégies que les joueurs doivent suivre, il y a un équilibre lorsque personne ne peut améliorer

modalités avec lesquelles une stratégie peut être pensée et mise en place, ne montera sur le podium que celle qui aura configuré sa stratégie comme un projet partagé avec un groupe d'entreprises. L'entreprise ne peut plus être considérée comme un instrument pour la réalisation de l'objectif de l'entreprise unique. Désormais, l'entrepreneuriat s'entend comme un projet partagé avec un ensemble d'entreprises, afin d'arriver tous ensemble à l'objectif de la reprise économique. Les entreprises doivent changer d'état d'esprit en décidant de ne plus agir comme des monades isolées, mais plutôt comme un "unicum" tenu ensemble par un réseau coordonné de relations synergiques. Un réseau de petites et moyennes entreprises, mais aussi d'entreprises au sens large, a certainement la possibilité de garantir un taux de survie beaucoup plus élevé à ses membres, en particulier dans un contexte caractérisé par une grande complexité et volatilité. Ces attributs déjà constatés par le passé et qui ont fait leurs preuves sont en forte augmentation dans les marchés économiques mondiaux actuels, particulièrement dans la période post-pandémie. Cet avantage se concrétise non seulement par une intégration synergique dans la chaîne de valeur, mais aussi par les relations et des échanges d'informations qui ont lieu au sein du réseau. La circulation de l'information devient une colonne vertébrale des activités du réseau et, en même temps, confère un avantage concurrentiel pour tous les participants à ce groupe d'entreprises. Les nouvelles technologies permettent également de dépasser le concept restreint de réseau construit à partir d'une proximité

---

unilatéralement son comportement, mais pour changer il est nécessaire d'agir ensemble.

exclusivement géographique, à laquelle les logiques de quartier sont souvent traditionnellement associées. Aujourd'hui, être capable de créer des relations, de les entretenir et de faire équipe avec des réalités très différentes situées dans des zones économiques différentes souvent très éloignées de la sienne, représente un atout stratégique pour les entreprises. La véritable force dans un scénario en constante évolution est la "diversité" : Citons les variétés d'approches des marchés, des points de vue, des compétences, des connaissances, des cultures et des valeurs relatives aux pratiques commerciales. C'est comme si le marché était une serrure complexe que nous devions débloquer, pour laquelle une clé d'accès très spécifique est nécessaire d'être utilisée pour ouvrir cet accès. Les entreprises doivent prendre conscience que la pandémie a sublimé un état d'esprit déjà ancien et que l'échelle, ou plutôt la dimension de la concurrence, et donc des alliances, ne peut être que globale. La dématérialisation de nombreux actifs, ainsi que l'efficacité des expéditions et de la logistique, sont un signe clair des tendances qui orientent les marchés depuis un certain temps déjà.

Comment les entreprises peuvent-elles exploiter les nouvelles stratégies et surmonter la crise des Covid ? Bilan final.

A la lumière de ce qui précède, s'il est vrai que la pandémie n'a pas ralenti la croissance des startups innovantes, il est également vrai que cet élan vers l'avenir ne peut plus être l'apanage des entreprises naissantes ou des PME ; des entreprises plus matures, ayant elles aussi une longue histoire de succès derrière elles, doivent accepter de nouvelles approches, modifier leurs façons de faire afin de continuer sur la voie de la résilience. Voyons donc quelles leçons nous devons tirer pour retrouver le chemin de la croissance et de l'amélioration.

Tout d'abord, il est clair que la tendance à l'utilisation technologique ne va pas s'éteindre avec la fin de la contagion. Nous avons vu l'accélération des tendances déjà en place qui n'ont été qu'accélérées par l'arrivée du virus. Par conséquent, introduire une forte pression de l'usage de la numérisation doit être la clé de la réparation des dégâts causés par le ralentissement conjoncturel. En effet, il a été possible d'observer une forte stimulation de tout le secteur de la vente en ligne, qui est le résultat inévitable de la distanciation sociale ; pour cette raison, les entreprises gagnantes dans le nouveau contexte devront non seulement s'équiper de systèmes de livraison rapides et efficaces, mais aussi développer ces nouvelles méthodes de vente de la manière la plus efficace. Les entreprises qui disposent d'atouts solides, d'avantages concurrentiels défendables ou, plus simplement, d'une flexibilité ou d'une géométrie variable adaptée aux circonstances, sont bien placées pour traverser la crise et tirer profit des changements qu'elle entraîne. Les entreprises moins dynamiques, en revanche, peuvent se mettre à l'abri en se concentrant sur les outils offerts par le marketing et l'innovation, non seulement au sens le plus classique du terme, mais aussi et surtout en les développant dans une logique de mise en réseau et de durabilité, qui sont les principales voies d'avenir.

C'est ce que les entreprises peuvent faire par elles-mêmes, mais il manque un soutien supplémentaire, un troisième pilier qui puisse stabiliser l'économie d'entreprise également à moyen et long terme. Ce 3e pilier est représenté par l'intervention des gouvernements qui devront poursuivre les plans de réforme, mais avec une connotation de plus en plus structurelle et de moins en moins dans l'urgence. Jusqu'à présent, l'intervention publique des principaux gouvernements dans l'économie réelle s'est limitée à des mesures visant à maintenir l'emploi, avec une référence particulière au report des licenciements, à l'ajournement des paiements, à la promotion de l'accès au crédit et aux initiatives de soutien des revenus. Heureusement, une approche politique plus articulée émerge maintenant, orientée vers une accélération de l'usage de la numérisation et de l'internationalisation, qui devrait être l'antichambre d'une structuration des actions futures. Les interventions visant l'innovation ne concernent pas seulement les startups, mais toutes les entreprises vitales qui ont la volonté de s'impliquer. Les interventions gouvernementales urgentes ont fourni un soutien à court terme, tandis que les politiques structurelles fourniront des mesures à long terme qui seront les déclencheurs de changements commerciaux nécessaires pour soutenir les défis futurs ; des changements qui seront bien accueillis en premier lieu par les PME qui possèdent une flexibilité innée mais aussi celles dont la capacité à se repenser comme des start-ups perpétuellement, ces structures-là deviendront les moteurs de la renaissance économique.

Il est clair que pour que l'entreprise puisse tirer parti de cet atout, il sera nécessaire de : s'assurer que les mesures de soutien sont inclusives et atteignent les segments vulnérables de la population tels que les PME, les femmes et les entrepreneurs indépendants ; qu'il conviendra d'éviter le surendettement et une crise de solvabilité en explorant les

sources alternatives de financement de la dette, telles que les fonds propres et les quasi-fonds propres ; qu'il sera important de vérifier que les programmes de redressement sont appropriés pour soutenir le redémarrage et la résilience des entreprises en s'assurant que les entrepreneurs et leurs organisations représentatives soient consultés et inclus dans les processus de prise de décision du gouvernement, en particulier en ce qui concerne les réponses politiques à la pandémie et l'élaboration des plans de redressement.
En outre, les résultats ainsi que les initiatives devront être vérifiés car le succès n'est pas acquis. Le succès varie d'un pays à l'autre en fonction de l'ampleur des mesures introduites, qui sont très différentes d'une nation à l'autre. Les entreprises ont pour mission de suivre les opportunités d'incitation qui se présentent progressivement et de préparer des stratégies de sortie pour être prêtes au moment où les mesures de soutien d'urgence devront nécessairement s'estomper, d'assurer un retour à une normalité retrouvée.

CONCLUSION

Nous pensons que le bilan économique final de cette pandémie présentera un changement en faveur des opportunités : s'il y a la capacité de promouvoir un concept nouveau et renouvelé de l'esprit d'entreprise, consacré à l'innovation comprise comme la numérisation et la durabilité ; s'il y a la diffusion d'une nouvelle approche des marchés. En effet, l'accès aux marchés internationaux, plus collaboratifs et partagés à travers des réseaux synergiques devient plus aisé pour chaque entreprise de ce groupe constitué. Nous souhaitons que les pouvoirs publics sachent inciter à une plus grande prise de conscience des enjeux de demain, par les entreprises ainsi qu'à une capacité à exploiter les nouvelles opportunités offertes par cette période de changement, qu'est la crise Covid.

REFERENCES

Buccellato T., Conti G., La Torre S., Giovanni M. (2020), «Risultati relativi all'indagine sugli effetti del Covid-19 per le imprese italiane», *Centro Studi Confindustria e dell'Area Affari Internazionali di Confindustria*, Rome, 13 mars.

Linciano N., Caivano V., Fancello F., Gentile M. (2020), « La crisi Covid-19, impatti e rischi per il sistema finanziario italiano in una prospettiva comparata», *CONSOB*, Commissione Nazionale per la Società e la Borsa, Juillet.

OCDE (2021), An in-depth analysis of one year of SME and entrepreneurship policy responses to COVID-19 : "Lessons learned for the path to recovery" *OECD SME and Entrepreneurship Papers*, No. 25

Puzzonia M. (2018), "The impact of ESG investment, how company and university can collaborate to realize it with local innovation", Journal *of Intercultural Management*, Społeczna Akademia Nauk, Vol. 10, No. 7

Rapports et autres sources :

Centre de l'OCDE pour l'entreprenariat (2021), *« Renforcer les politiques en faveur des PME et de l'entreprenariat après la COVID-19 ».* Webinaire. INSME organisé par le réseau international pour les PME, 20 mai

Deloitte Private (2020), « *Covid-19, il cambio di paradigma per le aziende Private*». Deloitte Italy S.p.A., Deloitte Creative Tam, Italie.

OCDE (2021), « *Perspectives de l'OCDE sur les PME et l'entrepreneuriat 2021* ». Éditions OCDE, Paris, https://doi.org/10.1787/97a5bbfe-en.

Odifreddi P. (2021), « *John Nash genio e follia*». Entretien avec Espresso. 11 mars 2021

Pisa University Press (2020), «*L'impatto del COVID-19 sull'economia, 10 proposte per la ripartenza, Un'analisi fondata sullo studio della provincia di Pisa*», Université de Pise, septembre

Unioncamere (2020), «*Impatti dell'emergenza covid-19 sulle imprese e prospettive di ripresa rilevati attraverso il sistema informativo Excelsior*», ANPAL, Sistema informativo Excelsior, Italie

Sites Internet

https ://www.oecd.org/
https ://www.oecd-ilibrary.org/
https ://www.reuters.com/
https ://www.tracktherecovery.org/
https ://www.ypo.org/

DISPOSITIF PEDAGOGIQUE DE VOYAGE AUTOUR DU MONDE SOUS FORME DE JEU D'AVENTURES POUR ECHAPPER AU CONFINEMENT DU COVID-19

Varga, Renáta
ULR GERiiCO
Université de Lille, France

Abstract
This contribution presents a multidisciplinary pedagogical device, a situation of a trip around the world, imagined and carried out for an eight-year-old child. Residing in the UK, he was unschooled for several months due to the local lock-down in the context of the Covid-19 pandemic. This imaginary trip, co-constructed as an adventure story during the distance video sessions is inspired by the structure of fairy tales and provides a playful and structuring framework for the implementation of a variety of educational activities. Play and creativity are at the heart of this personalised scheme, fostering the ability to challenge oneself, transforming the lived experience of lock-down into personal enrichment and nurturing the capacity for individual resilience.

Résumé
Cette contribution présente un dispositif pédagogique, une mise en situation de voyage autour du monde, réalisée pour un enfant de huit ans. Résidant au Royaume-Uni, il a été déscolarisé pendant plusieurs mois en raison de la fermeture des écoles dans le contexte de la pandémie Covid-19. Ce voyage imaginaire coconstruit sous forme d'un récit d'aventures lors des séances en visioconférence s'inspire de la construction des contes populaires

et offre un cadre ludique pour la mise en œuvre des activités pédagogiques. Le jeu et la créativité sont au cœur de ce dispositif personnalisé, favorisant les capacités à dépasser ses limites transformant l'expérience vécue du confinement en enrichissement personnel et nourrissant la capacité de résilience individuelle.

JEL Classification : **A2 Education and Teaching of Economics - A21 Pre-college**
Keywords : **pedagogical innovation, adventure game, trip around the wold, resilience**
Mots clés : **innovation pédagogique, jeu d'aventures, voyage autour du monde, résilicence**

« Prends tes jumelles et regarde autour de toi, jusqu'au mur d'enceinte, et pose-toi la question : suis-je libre ? Et agis en conséquence. » Boualem Sansal[38]

La pandémie de la Covid-19, au-delà de la crise sanitaire, sociale et économique sans précédent, a bouleversé nos vies impactant durablement le quotidien de chacun. Le manque de vie sociale et les contraintes subies ont été vécus comme une épreuve au niveau individuel mais aussi au niveau collectif. S'appuyant sur un projet personnel singulier, je souhaite présenter dans cette contribution un exemple de dispositif pédagogique innovant fondé sur un jeu d'aventures autour du voyage afin de proposer des pistes de réflexion basées sur l'imaginaire et la créativité pour transformer l'expérience vécue du confinement en

[38] Le Train d'Erlingen ou La métamorphose de Dieu, Paris, Gallimard, 2018, Avant-propos.

enrichissement personnel, nourrissant la capacité de résilience individuelle.

Il s'agit d'une démarche pédagogique pluridisciplinaire imaginée et mise en œuvre dans le cadre familial pour mon neveu de huit ans résidant au Royaume-Uni par l'intermédiaire de séances en distanciel réalisées par Skype, de mars à juillet 2020. Durant cette période, mon neveu a subi les conséquences du « *lock-down* » local : déscolarisation, désocialisation et manque de disponibilité de ses parents lié à leur activité professionnelle. L'objectif de ma démarche était de garder une activité intellectuelle, et de maintenir un lien familial et affectif. J'ai ciblé quelques compétences de base par une mise en situation de voyage en co-construisant le récit d'un voyage autour du monde afin de maintenir sa motivation. Ce jeu-voyage était ancré dans la réalité (de la crise Covid) mais s'inspirait également de la construction canonique des contes populaires merveilleux. Cette expérience, d'une durée de quatre mois a largement dépassé les objectifs pédagogiques initiaux et s'est avérée avant tout une belle aventure humaine. Ce cheminement nous a apporté une multitude de découvertes, des apprentissages autour de différentes cultures et un enrichissement mutuel. Pris au jeu, nous avons pleinement profité de ce voyage imaginaire à travers les cinq continents.

Après avoir présenté ce projet pédagogique original et personnel, j'analyserai les ressorts de cette aventure, ses conditions de réussite ainsi que ses apports : le jeu et la créativité au cœur d'une pédagogie personnalisée, centrée sur le sujet apprenant, favorisant les capacités à dépasser ses limites et à se surpasser, transformant une épreuve en source d'inspiration.

UN PROJET PEDAGOGIQUE AUTOUR DU VOYAGE POUR TRAVERSER LA PERIODE DE CONFINEMENT

Contexte et objectifs

Le dispositif pédagogique a été structuré autour des séances bihebdomadaires de 90 minutes par visioconférence. A cause des restrictions sanitaires, Dominik a été déscolarisé du 23 mars au début septembre 2020 et n'a pas bénéficié d'enseignement en distanciel. Mon neveu a une double culture, il est bilingue anglais-hongrois et depuis sa naissance il voyage entre le Royaume-Uni, la Hongrie et la France.

Pour ce projet pédagogique, j'ai ciblé quelques compétences de base comme les compétences linguistiques, les mathématiques et la culture générale. La période de confinement sans activité scolaire et sans possibilité de socialisation était une « situation de temps déstructuré » (Lesourd, 2005), susceptible d'être vécue comme un vide désespérant (Boutinet, 2004). Sa disponibilité était en même temps une opportunité pour perfectionner ses compétences linguistiques dans sa langue maternelle, ce qu'il ne peut faire dans le cadre scolaire qu'il poursuit au Royaume-Uni.

Les incertitudes liées à la crise de la Covid, la durée du confinement et la pénibilité de l'enfermement a inspiré la thématique d'une mise en situation de voyage autour du monde sous forme d'un récit co-construit afin de maintenir sa motivation. L'objectif était de favoriser les apprentissages par une forme ludique et non contrainte. Ce jeu-voyage était ancré dans la réalité de la crise sanitaire, mais s'inspirait également de la construction canonique des contes populaires merveilleux décrite par Propp (1970).

L'idée était de faire voyager un personnage à travers le monde pour qu'il accomplisse une mission et en même temps, vivre les aventures co-construites jusqu'au dénouement de l'histoire.

Propp définit le conte d'un point de vue morphologique comme « tout développement qui part d'une malfaisance ou d'un manque pour aboutir, après être passé par des fonctions intermédiaires à des noces ou à d'autres fonctions utilisées comme dénouement. Ces fonctions finales peuvent être une récompense, une conquête ou l'élimination d'un mal ; le fait d'échapper à une poursuite, etc. » (1970 : 157). Ce cheminement, à partir d'un problème jusqu'à sa résolution (l'élimination du mal), faisait écho à notre situation d'empêchés et d'entravés dans notre vie par la pandémie de la Covid-19. L'identification au héros, investi d'une mission et ayant la capacité de triompher par le contournement des obstacles permettait symboliquement de surmonter l'épreuve.

Co-construction d'une histoire d'aventure

Le voyage permet l'évasion, la découverte du monde et symbolise également un cheminement dans la vie par les expériences accumulées et les épreuves traversées. Les contes populaires décrits par Propp représentent bien cette expérience de vie avec des personnages-clés, des rôles, des fonctions et des actions récurrents dont la structuration particulière conduit au dénouement (heureux) de l'histoire. Ont été sélectionnés des éléments constitutifs d'un conte : les figures du héros et de l'antagoniste, des personnages bienveillants dont le rôle est d'aider la progression du héros ainsi que des objets « auxiliaires magiques » (Propp, 1970) qui constituent des ressources pour élargir les connaissances, développer les compétences ou décupler les capacités physiques du héros. Des situations de vie proches de la réalité car issues de la crise liée à la Covid, telle une quarantaine imposée à un paquebot, offraient un cadre à l'histoire et fonctionnaient comme freins ou au contraire comme accélérateurs du voyage.

L'idée de départ de construire à deux une histoire d'aventure a été accueillie sans enthousiasme car mon neveu me déclara qu'il avait déjà tenté d'écrire un récit d'aventures, mais ce dernier a pris une fin tragique avec le décès du personnage principal dans un accident d'avion lors de la traversée de l'Océan Atlantique, ce qui le décida à renoncer à ce type de projet d'écriture. Mon rôle était alors de le convaincre qu'il était en capacité d'inventer une histoire avec un dénouement heureux.

La création du récit nous mobilisa tous les deux. Dominik créa le héros, l'ennemi et inventa la destination ; j'ajoutais d'autres personnages et des éléments de l'intrigue au fur et à mesure de l'avancement des séances. L'Angleterre fut choisie comme le point de départ et la Chine comme point d'arrivée. Deux héros et non pas un seul ont été imaginés, l'ennemi ressemblant à un coronavirus humanisé esquissé. Nos héros devaient partir en Chine en mission secrète, pour « vaincre l'ennemi » sans autre précision, ce qui me laissa le temps de construire le dénouement de l'histoire.

Voyager fait partie de nos deux vies. J'ai donc insisté sur la préparation du voyage avant le départ vers l'inconnu. Cette démarche, tel un rituel routinier pour ceux qui le font régulièrement, est aussi un moment de projection mentale : se mettre en condition de changer de monde et de mode de fonctionnement. Nous avons préparé notre voyage en

« mode survie » car nous souhaitions que nos héros puissent partir les plus légers avec le minimum de bagages. Il fallait donc imaginer ce dont nos héros auraient besoin dans la limite de ce qu'ils pourraient ranger dans leur sac à dos. Nous avons combiné la réalité et l'imaginaire car nous les avons équipés de quelques « super pouvoirs », comme d'une poudre à rendre les êtres invisibles et de ressorts intégrés dans les chaussures pour décupler la vitesse de marche. Mais finalement ils ont préféré utiliser leur savoirs et savoir-faire, et le voyage leur a permis de développer leur savoir-être et d'acquérir une vraie expérience de vie. Le récit d'aventures a été ancré dans le monde réel et dans le contexte de la pandémie Covid-19, car la réalité offre bien plus de découvertes et d'émerveillements qu'un monde purement virtuel qui peut facilement devenir monotone et ennuyeux.

Personnages et itinéraire suivi

Plusieurs personnages ont été créés durant le voyage pour la nécessité de l'aventure. Leur rôle bienveillant était d'aider la progression du héros et d'enrichir ses connaissances par un transfert d'expériences.

1) Monsieur Chang, personnage-clé de l'intrigue, devait être contacté à Yinchuan en Chine avec un message secret rédigé en français. 2) Madame Petit, professeur de français, dont j'ai endossé le rôle, était chargée de préparer nos héros à leur mission secrète en leur apprenant quelques rudiments de français. 3) Enfin un célèbre navigateur, vainqueur de la course à la voile « Le Vendée Globe », a proposé de voyager ensemble sur son voilier jusqu'en Inde. Cette rencontre fortuite au Brésil à un moment d'abattement lorsque nous apprîmes la mise en quarantaine du paquebot sur lequel nous

souhaitions poursuivre notre voyage a changé le cours des événements, ouvrant de nouveaux horizons, sources d'aventures insoupçonnées.

Le voyage a permis aussi la rencontre d'autres personnages : Diego, un ami du navigateur, propriétaire d'un restaurant au Cap de Bonne-Espérance, un dabbawala en Inde, un sherpa au Népal, et un alpiniste-géographe. L'aide de ce dernier était déterminante pour la traversée de l'Himalaya.

L'itinéraire de voyage a été décidé par Dominik acceptant ma suggestion de ne pas tracer le chemin le plus court : Royaume-Uni – Brésil – Australie – Inde - Chine. J'ai choisi les moyens de transport et les escales au fur et à mesure de notre progression en fonction des obstacles et des opportunités. L'avion comme moyen de déplacement n'a pas été retenu : la lenteur du déplacement est en effet propice à la contemplation, elle favorise les rencontres et les découvertes. Ainsi les étapes du voyage étaient les suivantes : 1) Londres – Rio de Janeiro sur le Queen Marry 2, le plus grand paquebot du monde, avec une escale à New York. 2) Rio de Janeiro – Inde en voilier, avec 3 escales : à l'Inaccessible Island dans l'Océan Pacifique (cela ne s'invente pas !), au Cap de Bonne-Espérance et en Australie. 3) Traversée de l'Inde par le train. 4) Traversée du Népal en voiture. 5) traversée de l'Himalaya à pied. 6) Enfin arrivée en voiture à Yinchuan (cf. Tableau 1). Chaque déplacement et chaque escale étaient l'occasion de réaliser des activités, faire des rencontres et découvrir des cultures, des façons de vivre.

Tableau 1. Etapes du voyage

Etapes	Trajets	Escales	Moyens de déplacement
1	Londres – Rio de Janeiro	New York	Paquebot Queen Mary 2
2	Rio de Janeiro – Inde	Inaccessible Island Cap de Bonne-Espérance Australie	Voilier
3	Traversée de l'Inde	-	Train
4	Traversée du Népal	-	Voiture
5	Traversée de l'Himalaya	-	A pied
6	Traversée de la Chine, arrivée à Yinchuan	-	Voiture

Source : *Auteur*

LES CLES DE LA REUSSITE D'UNE PEDAGOGIE CENTREE SUR L'APPRENANT

Un dispositif pédagogique malléable

Le récit d'aventure et du voyage a été construit grâce à nos interactions au cours des séances. Pour chaque séance, plusieurs activités ont été proposées et adaptées en fonction du rythme de travail, de l'intérêt et de l'attention de Dominik (Cf. Tableau 2). Tricot, examinant les ressorts d'une pédagogie favorisant l'apprentissage, souligne l'importance de l'intérêt des élèves comme condition nécessaire mais pas suffisante pour l'apprentissage (2017 : 43). L'utilisation du récit est indiquée comme moyen de mobilisation de l'intérêt des élèves. En effet, raconter une histoire et passer par la narration est plus intéressant que la simple présentation des connaissances et peut avoir un effet positif sur l'apprentissage (2017 : 44). Ma démarche de co-construction représente une forme hybride entre transmission de savoirs verticale et pédagogie inversée. En effet, nous avons tous les deux contribué à l'élaboration du récit, les séances étaient sources d'inspiration pour la suite de l'histoire. Les activités réalisées déterminaient le déroulement de l'intrigue et l'avancement du voyage. Nous cheminions avec nos héros, curieux des découvertes qui s'offriraient à nous (et à eux). Ce dispositif favorisait une certaine démarche cognitive indispensable à la créativité définie par Lubart comme *« une production nouvelle et originale [...] imprévue : elle se distingue de ce que le sujet ou d'autres personnes ont déjà réalisé. »* (2003 : 14).

Tableau 2. Exemples d'activités réalisées

Activité	Etape du voyage	Réalisations
Assurer le roomservice sur un paquebot	Etape 1. Traversée de l'Océan Atlantique sur le paquebot Queen Mary2, (Londres - New-York)	Aider le personnel car voyageurs malades du Covid-19 isolés dans leurs cabines → Compter les stocks de nourriture pour assurer le service
Faire des achats de provisions pour naviguer en autonomie	Préparation de la traversée de l'Océan Atlantique en voilier (étape 2 : Rio de Janeiro - Cap de Bonne-Espérance)	→ Evaluer la durée du voyage → Déterminer les provisions de première nécessité → Choisir des aliments longue conservation en fonction de la capacité de stockage → Imaginer des repas équilibrés et variés → Calculer le budget du voyage
Produire une fiche botanique	Etape 2. 1ère escale : visite de l'Inaccessible Island → découverte d'une plante	→ Dessiner la plante découverte, la baptiser → Faire une description avec les informations permettant d'identifier la plante
Concevoir une lunchbox pratique	Etape 3. Traversée de l'Inde rencontre avec un dabbawala	→ Dessiner le plan d'un contenant pour transporter facilement un plat (forme, structure, matériaux)

Source : *Auteur*

Le dispositif pédagogique décrit est caractérisé par sa malléabilité (Varga et *al.*, 2010). En effet, il était conçu « sur mesure » c'est-à-dire les activités étaient adaptées au rythme de travail et à l'appétence de Dominik pour réaliser les exercices. Ainsi, par exemple, ma suggestion d'imaginer et de fabriquer un cadeau pour M. Chang est tombé dans l'oubli car malgré plusieurs relances de ma part, ce cadeau ne fût jamais réalisé. L'objectif était-il trop flou ? ma demande trop imprécise ou perçue comme une contrainte ? En revanche, un code secret reçu dans le cadre de l'intrigue avec un message à déchiffrer l'a tellement inspiré qu'à son tour et sans aucune suggestion de ma part, il inventa un nouveau code secret et m'envoya un message à décrypter (Figure1). Ce dispositif pédagogique a fonctionné comme un « espace capacitant » (Figure 2) : « non pas comme un agencement de moyens permettant d'atteindre un objectif et de tendre vers un but mais comme une rencontre entre ce qui est souhaité et ce qui est activé » (Leclercq, 2022).

Figure 1. Message rédigé à l'aide d'un code secret inventé par l'apprenant

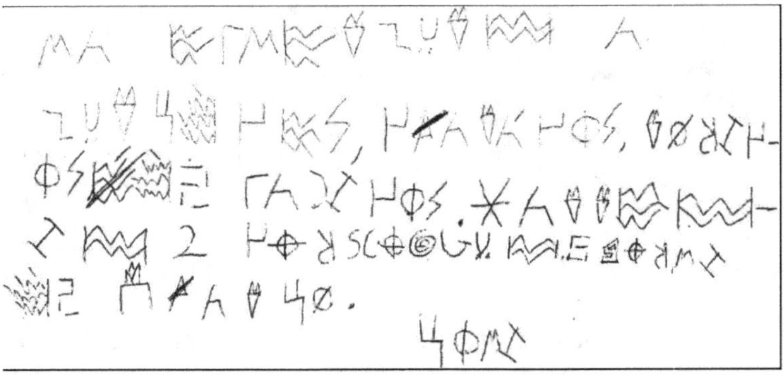

Source : *Auteur*

En fin de compte, l'éveil aux langues a occupé une place privilégiée dans nos séances. Dominik est bilingue anglais-hongrois avec une conscience métalinguistique développée, ce qui explique son intérêt pour les langues étrangères. Il a pris un grand plaisir à se familiariser avec le français, à travers l'apprentissage du vocabulaire et des exercices d'écriture. Tricot souligne l'importance d'enseigner en partant de l'intérêt des élèves, de leur quotidien, de leurs activités extrascolaires. Aussi, l'apprentissage du vocabulaire français a été centré sur le champ lexical de la nourriture et le domaine de la restauration. En effet, l'univers de la nourriture fait partie intégrante de la vie de Dominik car son père, chef cuisinier, partage avec lui la passion de son métier. Les séances ont révélé son attrait pour la forme des mots : la graphie et la phonie. Il s'est montré très intéressé par la consonance de certains noms de plats, tels *côtes d'agneau, lapin à la moutarde, salade niçoise*, et fasciné par les signes diacritiques tels la cédille et l'accent circonflexe. L'apprentissage du français s'intégrait dans le récit d'aventures, notamment par l'apparition récurrent de Madame Petit, professeur de français et son rôle dans les activités proposées. Ainsi, une escale réalisée au Cap de Bonne-Espérance, chez Diego, restaurateur et ami du navigateur a permis d'élaborer un menu avec des plats français, concevoir la carte correspondante et établir les prix de vente des plats proposés (Tableau 3).

Tableau 3. Exemple d'une activité pluridisciplinaire : confection de la carte d'un restaurant

Activité	Conception d'une carte de restaurant en français
Contexte	Lors de l'étape 2 du voyage - traversée de l'Océan Atlantique-, le voilier a accosté au Cap de Bonne-Espérance pour se ravitailler et pour rendre visite à l'ami du navigateur, Diego, qui tient un restaurant à la plage. Ce dernier a profité de cette visite pour proposer un menu spécial avec des plats français.
Objectifs	Elaborer le menu, réaliser la carte et établir les prix des plats proposés
Contenus pluridisciplinaires	→Thématiques : univers de restauration et nourriture → Interculturel : traditions culinaires en France → FLE (français langue étrangère) : apprentissage des noms de plats en français → Création graphique et activité de création manuelle : conception et réalisation de l'objet « carte » → Mathématiques : élaboration des prix de vente des plats

Source : *Auteur*

Toujours dans le domaine des langues, les séances ont révélé le vif intérêt de Dominik à la calligraphie chinoise. Lors de l'arrivée en Chine, j'ai proposé d'apprendre le mot « bonjour » en chinois montrant également sa calligraphie[39]. Son enthousiasme me décida de nous initier à l'écriture

[39] Nǐ hǎo 你好

chinoise, inconnue pour moi. Nous avons appris des règles pour tracer les mots et mémorisé quelques sinogrammes. Pour cette tâche, je me suis fait aider par un cahier d'écriture dans la série « *Les cahiers d'écriture pour les nuls : le chinois* » (Jing Li, 2016), acheté en deux exemplaires, dont l'un envoyé à Dominik par la poste. Nous réalisions ainsi en parallèle quelques exercices lors de nos séances à distance.

Situations inattendues et surprises utilisées comme ressorts ludiques

Tricot mentionne le rôle du jeu pour mobiliser l'intérêt des élèves : *« faire jouer les élèves ou leur proposer des activités ludiques, amusantes, décalées par rapport aux situations d'enseignements habituelles. Les humains, notamment quand ils sont jeunes, sont assez systématiquement intéressés par les jeux, ils y prennent du plaisir, peuvent y consacrer beaucoup de temps. »* (2017 : 44).

L'aspect ludique du projet est lié au récit d'aventures inspiré par la structuration d'un conte autour du héros, de l'antagoniste, des personnages secondaires et d'une mission secrète. Le mystère autour du rôle du personnage de M. Chang et de la mission secrète nous a tenus en haleine tout au long du voyage et les surprises liées au voyage s'avéraient bien plus captivantes que le dénouement de l'histoire. La création de deux héros par Dominik, surnommés Frici et Szilárd a permis l'introduction d'un itinéraire bis apportant une complexité au jeu. Nous avons fait le voyage avec l'un deux : Szilárd. Frici, débarqué à New York pour emprunter un autre parcours resté secret, envoya régulièrement des cartes postales pour donner des nouvelles à son compère Szilárd, pour raconter son voyage et faire parvenir des indices et de petits objets qui jouaient un rôle dans l'aventure. La réception de ces messages et objets par la poste a créé des surprises et de l'attente ajoutant de l'inattendu à nos séances. Parmi les messages envoyés, une carte postale représentant une œuvre exposée à l'UCCA *Center for Contemporary Art* à Pékin. Quelle ne fut pas la surprise de Dominik de découvrir sur la carte postale la photo de son propre tableau, réalisé quelques semaines avant le confinement.

Des énigmes, des casse-têtes et des objets curieux surgis lors du voyage et intégrés dans le récit renforçaient également le caractère ludique du projet : code secret pour déchiffrer un message ; coffre-fort avec une ouverture labyrinthe ; mais aussi quelques objets insolites, comme un dès que nous avons baptisé « dès du destin » avec comme choix sur les six faces : « oui / non / peut-être »[40] ou encore des squelettes de « poisson-druide » de différentes couleurs. Ces petits gadgets ont été conçus et fabriqués sur une imprimante 3D par un ami, Jean-Luc Masy, professeur de sciences de l'ingénieur, lui-même confiné durant la période et inspiré par notre aventure. L'objet-phare, le clou de l'histoire était un coffre-fort composé de 10 anneaux comportant chacun un mot de 5 à 7 caractères, issu de notre voyage et gravé en l'une des quatre langues : français, hongrois, chinois ou russe. Pour l'ouvrir, il fallait trouver l'ensemble des dix mots puis parmi eux celui qui servait de clé d'ouverture. Ce coffre-fort contenait un mot secret à

[40] Lorsque le héros était indécis quant à une action à réaliser ou une direction à prendre, il suffisait de lancer le dès pour découvrir une suggestion du « destin » : « oui/non/peut-être ».

transmettre à M. Chang permettant de résoudre la mission et triompher de l'ennemi.

Avec la construction de cette aventure et la mise en situation, nous nous sommes enrôlés au jeu (de rôles) tous les deux : Dominik s'identifiant à Szilàrd, moi en maitre du jeu et endossant le rôle de Madame Petit. J'ai pris un immense plaisir à imaginer des surprises et Dominik, inspiré par nos interactions, a ajouté à son tour des éléments supplémentaires Ainsi, pour mon anniversaire, j'ai reçu un cadeau de la part de notre héros, un « souvenir acheté en Chine » (un objet réalisé par Dominik) avec un message adressé à Madame Petit et les nouvelles du voyage de Frici.

Figure 2. Le dispositif « Voyage autour du monde et jeu d'aventures » un espace capacitant Copyright Renáta Varga, Licence : CC BY

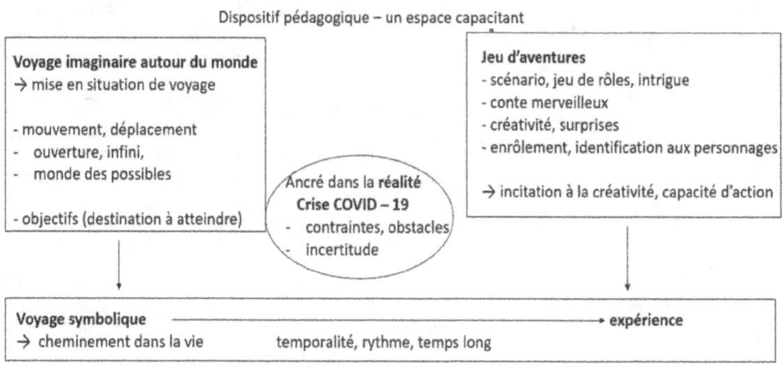

Source : *Auteur*

Pluridisciplinarité et bilan des apprentissages

Ce projet pluridisciplinaire a permis des apprentissages et le développement des compétences de base, des découvertes ou approfondissements, des réalisations en hongrois langue maternelle, en langues étrangères (français, chinois, russe), en mathématiques, en géographie, en sciences naturelles, en dessin et en travaux manuels, enfin autour de l'(inter)culturel ainsi que l'univers de la navigation et de l'alpinisme (Cf. Tableau 4). Au-delà des apprentissages dans des domaines précis, le dispositif a révélé à l'apprenant une certaine logique constitutive d'une démarche projet.

Tableau 4. Exemples d'apprentissages dans différentes thématiques et disciplines

Disciplines	Apprentissages et réalisations
Hongrois langue maternelle	Perfectionnement en expression orale et écrite : vocabulaire, grammaire, orthographe, développement des capacités rédactionnelles par la prise de notes (rédiger les consignes pour les exercices, noter une recette de cuisine, tenir un journal de bord, etc.), travail sur la cohérence et la cohésion textuelle, rédaction et structuration d'un écrit long.
Français langue étrangère	Initiation, Oral et écrit Niveau A1 Apprentissage d'environ 300 mots Thèmes : nourriture, restauration Quelques situations d'interaction : salutations, décliner son identité, commander dans un restaurant
Chinois langue étrangère	Initiation à la calligraphie chinoise
Russe langue étrangère	Découverte des caractères cyrilliques
Mathématiques	Pratique du calcul par des mises en situation variées : faire un budget, acheter des provisions pour vivre en autonomie pendant un voyage de plusieurs semaines, calculer la recette d'une soirée dans un restaurant, calculer les stocks sur un paquebot, etc. Probabilités.
Sciences de la vie et de la terre	Enrichir quelques savoirs de base : maladies infectieuses, symptômes d'une maladie, connaissance sur la Covid-19, gestes barrières, etc.
Création graphique et activités de création manuelle	Des activités de créations graphiques ont été mobilisées en appui d'autres activités. Ainsi par exemple dessiner le héros et l'ennemi ainsi que l'itinéraire de voyage a permis de travailler sur le cadrage de l'histoire et la géographie. Concevoir le passeport des héros, avait pour but de connaitre les données personnelles d'une identité et leur rôle notamment lors des démarches administratives ou lors d'un voyage à l'étranger.
Inter(culturel)	Connaissances autour de la cuisine : plats traditionnels dans différents pays, plats traditionnels de Pâques dans différentes cultures. Interprétation d'une culture à travers ses traditions culinaires. Découvertes des réalités culturelles : le dabbawala, le peuple sherpa, etc.

Source : *Auteur*

Il faut souligner le caractère situé des savoirs apportés et l'utilité, facteur facilitant la mobilisation de l'intérêt des élèves (Tricot, 2017). Ces apprentissages croisés entre plusieurs champs disciplinaires ont ouvert de nouveaux horizons et favorisé l'ouverture d'esprit. Au terme du projet aucune évaluation n'a été produite, mais Dominik reçut de la part de Madame Petit un Certificat de « Français de survie pour voyage autour du monde ».

Le jeu d'aventure co-construit a inspiré un deuxième projet, réalisé en juillet 2021 : un récit d'aventure imaginé cette fois-ci, construit et rédigé (en hongrois langue maternelle) sous ma supervision mais en quasi autonomie par Dominik sous forme d'un livre d'aventures. S'inspirant de notre travail et intégrant certains personnages du jeu-voyage, il a construit une aventure autour d'un cristal protégé par un phénix en Papouasie-Nouvelle-Guinée que nos héros devaient récupérer (Figure 3). Cette histoire imaginaire s'inspirait également du style d'écriture de *Tintin au Tibet* de Hergé, livre intégré aux activités lors de notre traversée de l'Himalaya.

Figure 3. Extraits du récit Le cristal du Phénix : tables des matières et chapitre 2.

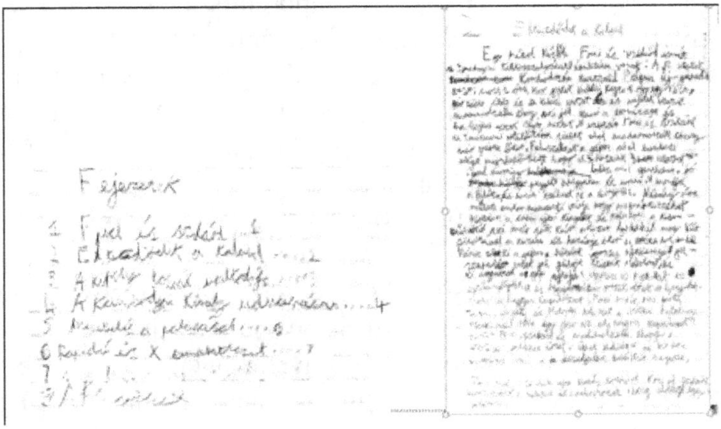

Source : *Auteur*

Le passage du rôle d'apprenti-voyageur à celui d'auteur de récit d'aventures est révélateur de l'autonomie gagnée par le sujet apprenant. Ce deuxième récit, aboutissement du projet initial, est un excellent indicateur de l'appropriation des savoirs, du développement des compétences et de la maturité gagnée par l'élève. Pour rappel, l'objectif initial au début des séances était de travailler l'expression orale et écrite dans la langue maternelle de l'apprenant (le hongrois), tout en évitant les exercices scolaires. La réalisation finale de Dominik montre une maitrise évidente des opérations de scription, attestant ses compétences d'écriture (Barré-De Miniac, (2000), notamment d'un écrit long structuré. Considérant cette réalisation comme induit par le dispositif pédagogique mis en œuvre, ce dernier peut être caractérisé par sa propension à faire écrire, son « écrivabilité » (Leclercq et *al.,* 2011).

De manière plus générale, les apports de ce projet basé sur le voyage et l'interculturalité par la découverte d'une pluralité de modes de vies et de modes de pensée favorisent la construction d'une société inclusive, sont utiles et indispensables pour l'exercice de la citoyenneté. En témoigne la résolution du 30 septembre 2020 de la Commission Européenne pour le développement d'un Espace européen de l'Education qui pose les objectifs et les cadres du développement d'une citoyenneté européenne par le développement de certaines compétences de base, l'ouverture d'esprit par la mobilité et le développement de l'esprit critique : *« The vision contained within this policy is that, across the EU: spending time abroad to study and learn should become the norm ; knowing two languages in addition to one's mother tongue should be standard. »*[41].

Une pédagogie par le jeu pour soutenir la capacité de résilience

Au-delà des savoirs et savoir-faire capitalisés, ce projet ambitionne de fournir à l'élève des ressources plus symboliques pour favoriser la transformation de sa posture et nourrir ses savoir-être. En effet, ce dispositif pédagogique a été mis en œuvre dans un contexte particulier, durant une période longue de confinement. Cette période s'est caractérisée par la désagrégation des sociabilités et la modification du rapport à l'espace-temps. La situation du temps déstructuré incluant une forte incertitude était

[41] European Commission, Removing barriers to learning and improving access to quality education for all, (n.d), https://ec.europa.eu/education/education-in-the-eu/european-education-area_en

potentiellement porteuse d'angoisses et le bouleversement des agendas individuels et sociaux a fragilisé la capacité de gestion du temps des sujets.

Lesourd propose la notion de qualité plastique pour interpréter la capacité de gestion de temporalités par les sujets : *« la possibilité de décrire le temps vécu comme plus ou moins poreux voire inconsistant ou, au contraire, comme susceptible de se rigidifier telle une carapace suggère que, à l'instar de toutes les formes d'organisation du vivant, les modalités de l'expérience temporelle se distribuent « entre le cristal et la fumée » (Atlan, 1979). En l'occurrence, la cristallisation évoque le manque de flexibilité dans l'action, lorsque les différentes étapes de celle-ci semblent soudées les unes aux autres, sans jeu permettant l'improvisation ; la fumée renvoie à l'évanescence d'une action dont les étapes ne parviennent pas à s'articuler »* (2005 : 3). Aussi, la capacité d'organiser le présent incluant une forte incertitude et jongler avec le temps mode d'emploi à organiser soi-même (Boutinet, 2004), renvoie-t-elle à une capacité psychique du sujet, développé au cours de l'existence et avec l'expérience (Varga, 2013).

La créativité et la flexibilité sont deux caractéristiques principales du dispositif analysé, facilitatrices du retour à l'équilibre temporel. Selon Lubart, les capacités intellectuelles essentielles dans l'acte créatif sont *« l'encodage sélectif, la combinaison sélective, les pensées divergentes, c'est-à-dire la capacité à envisager plusieurs possibilités, enfin la flexibilité qui renvoie à la mobilité et la souplesse de la pensée. »* (2003). Dans notre dispositif, cette créativité est liée d'une part à la forme ludique du projet pensé comme un jeu, et d'autre part, à la capacité d'adaptation du dispositif, élaboré en collaboration entre l'élève et l'enseignante et intégrant l'inconnu comme composante.

Ancré dans un espace-temps « hors du temps » (social), ce projet offre un cadre structurant. Le dispositif propose un objectif à atteindre et inclut le chemin pour y parvenir.

Ainsi, le voyage (imaginaire) est la clé de la réussite, offrant une infinité de cheminements possibles, avec la certitude d'aboutissement, à l'instar du conte philosophique de Lewis Caroll[42]. Dans ce cheminement, la plasticité combinée à la créativité permet une représentation de soi en mouvement, en tant que sujet agissant dans un monde des possibles.

En fin de compte, le dispositif ambitionne de soutenir la résilience individuelle par sa capacité de contenance des souffrances psychiques en réinterprétant l'incertitude vécue comme source d'angoisse et paralysant la capacité d'actions du sujet pour la transformer en expérience de vie. Cette notion de résilience renvoie à la capacité d'adaptation du sujet : « *la reprise d'un nouveau développement après un traumatisme* » (Cyrulnik, 2016). Anaut souligne que *« le processus de résilience est un construit multifactoriel qui*

---

[42] « Voudriez-vous me dire, s'il vous plaît, quelle direction je dois prendre pour quitter cet endroit ? Cela dépend surtout de l'endroit où vous voulez aller, dit le Chat. Ça m'est égal, dit Alice. Alors peu importe quelle direction vous prendrez, dit le Chat. Pourvu que j'arrive quelque part, dit Alice en manière d'explication. Oh ! Vous êtes sûre d'arriver quelque part si seulement vous marchez assez longtemps, dit le Chat. » (L. Caroll, Alice au pays de merveilles suivi de De l'autre côté du miroir, Paris, Livre Club du Libraire, 1961 : 58.)

résulte du maillage complexe entre des aptitudes individuelles (psychiques, cognitives, comportementales) et des compétences psychoaffectives familiales. Ces dernières peuvent être complétées, ou éventuellement suppléées, par des ressources issues de l'environnement social. La résilience s'installe lorsque le sujet parvient à réguler l'hébétude occasionnée par le traumatisme en puisant de manière salutaire dans un réservoir de protections qui vont l'aider à se préserver de la désorganisation psychique et à renouer avec la chaine développementale. » (2016). Ce processus « *se met en place dans l'intersubjectivité, dans la relation à l'autre, dans la singularité d'un contexte de vie et de ses caractéristiques psychoaffectives.* » (ibid, 2016).

Les conditions de réalisation du projet

Le dispositif pédagogique présenté dans cet article est un dispositif malléable (Varga et *al,* 2010), permettant la co-conception du projet et des activités réalisées par l'interaction entre l'enseignante et l'apprenant. Bourguin et Derycke (2005) soulignent la nécessité d'une démarche de conception centrée sur les usagers d'un dispositif. Selon leur vision, il y a une continuité entre conception et usages, tous les acteurs doivent œuvrer ensemble pour adapter les dispositifs aux besoins au fur et à mesure de leur appropriation. (Caron et *al.*, 2009). Notre dispositif montre effectivement que la conception se poursuit dans l'usage et que l'intention initiale est différente de ce qui est activé par l'interaction des acteurs y prenant part.

Dans le projet l'enseignante a endossé plusieurs rôles : 1) conceptrice du dispositif, ce qui sous-tend un travail d'ingénierie pédagogique ; 2) animatrice du projet et responsable de sa mise en œuvre, enfin 3) participante au voyage imaginaire par l'incarnation d'un personnage. En fin de compte, l'enseignante-conceptrice a pris la posture d'un « artisan-bricoleur ». Caron explique en effet que *« l'artisanat, adapté en tant que mode de production à l'économie spécifique d'intervention des enseignants, repose sur la maîtrise par ceux-ci de la production d'objets pédagogiques. (...) Pour des enseignants, participer au processus permettant la production de produit pédagogique est fondamental. Mais le fait que ce processus mène à la production d'un produit fini réutilisable et stockable n'est que subsidiaire. L'enseignant est conscient du caractère incomplet et perfectible des objets qu'il produit, d'où l'importance pour lui de participer à la création et à la recréation de ses activités pédagogiques. »* (Caron, 2010). Par ailleurs, *« pour un enseignant, bricoler consiste, pour parvenir à ses fins, à pratiquer son artisanat avec les moyens du bord. »* Le bricolage est en effet à relier à des objectifs de création et de créativité : *« la principale raison qui motive l'enseignant à recourir au bricolage est qu'il a conscience de la nécessaire adaptation qu'il devra pratiquer sur les dispositifs qu'il prévoit (Blandin, 1990). Il est à la recherche d'une voie moyenne « entre l'artisan et l'ingénieur » (Simondon, 1989). Le bricolage est pour l'enseignant un compromis s'inscrivant dans le provisoire lui permettant de construire et de déconstruire les dispositifs qu'il avait prévus. »* (Caron, 2010).

Au début des séances de travail avec Dominik, ni le contenu précis, ni la durée des séances n'étaient établis. Cette dernière, très incertaine, dépendait de la période de confinement et de la fermeture des écoles au Royaume-Uni. En mars 2020 le projet a démarré avec une intention pédagogique plutôt générale et quelques idées vagues qui ont permis d'esquisser le squelette du projet et sa structuration. Le temps long de la période de confinement de l'apprenant (4 mois) a grandement facilité son aboutissement.

La mise en œuvre et l'animation du dispositif étant très chronophages, la réalisation du projet reposait sur l'enseignante dont l'investissement peut être considéré comme l'une des conditions de réussite. Cet investissement est lié à plusieurs facteurs. D'abord ce projet de voyage imaginaire était très stimulant à un moment où les déplacements étaient réduits, les voyages entravés et les frontières fermées. Ensuite, la transmission de ma langue et des éléments culturels constituait une motivation identitaire. Enfin le lien familial fort avec mon neveu était un moteur émotionnel important, car le projet même en distanciel représentait un moment de partage et l'occasion de construire une complicité. Enfin, ce projet-jeu-voyage en train de s'élaborer constituait un défi intellectuel très porteur qui rencontrait l'intérêt personnel pour la thématique mais aussi pour l'ingénierie pédagogique. Enfin, l'intérêt, la motivation et l'enthousiasme sont communicatifs et facilitent l'enrôlement de l'apprenant dans le projet puis renforcent son engagement.

Ce nécessaire surinvestissement de l'enseignant-concepteur constitue peut-être l'une des limites de ce dispositif pédagogique. Dans le sens où, transposé dans un cadre plus formel, avec un nombre d'apprenants plus importants, une moindre disponibilité et dans une temporalité plus courte, un tel dispositif est plus difficile à réaliser. Néanmoins, ce projet peut servir de prototype, pour un dispositif formalisé, plus systématisé, laissant moins de place aux tâtonnements et au bricolage. L'évaluation du dispositif décrit, ainsi que la description de ses invariants c'est-à-dire ses éléments constitutifs, les étapes du déroulement ainsi que ses règles de fonctionnement permettraient de penser un outillage pédagogique plus large, adapté à différents cadres, avec un ciblage particulier des apprenants et des objectifs visés.

EN CONCLUSION

Dans cette contribution nous avons décrit la mise en œuvre d'un projet pédagogique au sein du cercle familial, dans le contexte du confinement lié à la pandémie Covid-19. Ce dispositif articule d'une part, un jeu d'aventures ayant pour objet une mission secrète et utilisant des situations inattendues comme ressorts ludiques et d'autre part, un voyage imaginaire permettant au joueur de laisser libre court à ses envies d'exploration, tout en découvrant des cultures, des modes de vie et des territoires.

L'intérêt est multiple : d'abord, son potentiel en apports disciplinaires et en termes d'apprentissages est quasi sans limite. Ensuite, son caractère ludique contribue à entretenir la motivation de l'apprenant en l'enrôlant dans le projet. Enfin, le jeu de rôles inscrit dans son déroulement sert un objectif plus symbolique par le cheminement proposé pour la transformation de soi facilitant ainsi le processus de résilience. En fin de compte, il s'agit d'un voyage intérieur sous différents plans : intérieur au sens concret par la contrainte de limiter ses déplacements durant la pandémie, mais aussi intérieur au sens psychique parce que ce projet incite à l'introspection. Le dispositif pédagogique fonctionne comme un espace capacitant : le voyage initiatique, ancré dans la réalité de la crise sanitaire Covid-19 et le contexte d'une forte incertitude, est relié à un univers symbolique où l'imaginaire permet une mise en mouvement de soi et l'acquisition des compétences et d'une expérience (de vie) de l'apprenti- voyageur.

Le bilan plus général à tirer de cette expérience singulière est la nécessité de développer la capacité d'agir et la capacité d'adaptation individuelle par l'imaginaire et la créativité, pour inciter les sujets à une démarche de réflexivité et au dépassement de soi.

Remerciements
Je remercie mon ami Jean-Luc Masy pour son écoute, ses idées et tous les objets imprimés en 3D qui ont servi d'accessoires pour ce jeu-voyage.

Je remercie également Gilles Leclercq, professeur émérite en Sciences de l'éducation à l'université de Lille pour ses conseils et pour nos échanges sur la notion de *zone proximale de développement* de Vigotsky.

REFERENCES

Barré-De Miniac C. (2000), « *Le rapport à l'écriture, Aspects théoriques et didactiques* », Lille, Presses Universitaires de Septentrion.

Boutinet J.J. (2004), « *Vers une société des agendas. Une mutation des temporalités* ». Paris, PUF.

Bourguin G., Derycke A. (2005), « Systèmes Interactifs en Co-Evolution: Réflexions sur les Apports de la Théorie de l'Activité au support des Pratiques Collectives Distribuées. », *Revue d'Interaction Homme-Machine AFIHM Europia*, vol. 6, n° 1, p. 1-31

Caron P. A. (2010), « *Du dispositif pensé par les enseignants au dispositif construit par l'informaticien : la place de la modélisation* », Dispositifs de formation et environnements numériques, enjeux pédagogiques et contraintes informatiques, Ed.G. Leclercq et R. Varga (dir.), Hermès/Lavoisier, Paris, p. 149-172.

Caron P.-A., Varga R. (2009), « Artefacts malléables et perméables pour mener des activités pédagogiques (AMP), l'usager acteur et créateur de son dispositif numérique », *Distances et savoirs*, vol. 7, n° 2, CNED, Hermès/Lavoisier, p. 155-177

Cyrulnik B., Jorland G. (2016), « *Résilience, connaissances de base* », Paris, Odile Jacob.

Leclercq G., Oudart A. C. (2011), « "L'écrivabilité" ou la propension des dispositifs de formation universitaire professionnalisés à être écrits et à faire écrire », *Transformations,* n° 6, p. 115-129

Leclercq G. (2022), « Approches, évaluer et développer un dispositif de formation. Contribution à une démarche dispositive. », *Penser l'éducation*, n °50

Lubart T. (2003), « *Psychologie de la créativité »,* Paris, Armand Colin.

Lesourd F. (2005), « Explorations psychanalytiques et psychophénoménologiques de la notion d'enveloppe temporelle en formation d'adultes *», Expliciter*, n° 60, mai, p. 1-23

Lesourd F. (2006), « Des temporalités éducatives : note de synthèse », *Pratiques de formation / Analyses*, n° 51-52, p. 9-72

Propp V.JA. (1970), « *Morphologie du conte »,* Paris, Gallimard.

Rouquette M.L. (1995), « *La créativité* » [1973], Paris, PUF.

Rossignol P. (2021), « Peut-être que les philosophes grecs nous auraient incités à lever les yeux vers le ciel. Vous vous sentez confinés là ? », entretien avec Marie Robert, professeure de Lettres et de Philosophie, *Le Monde*, 25.02

Tricot A. (2017), « *Innovation pédagogique », * Paris, Retz.

Varga R. (2013), « Rapport au temps et orchestration des temporalités en formation », *Distances et médiations des savoirs*, vol. 1, n° 2, 10 p. <http://dms.revues.org/217>

Varga R., Caron P.A., Hoogstoel F. (2010), *« Concevoir des environnements numériques malléables avec et pour des enseignants* », Dispositifs de formation et environnements numériques, enjeux pédagogiques et contraintes informatiques,

G. Leclercq et R. Varga (dir.), Paris, Hermès/Lavoisier, p.117-148.

HOW A VIRUS HAS CHANGED TEACHING AND LEARNING

Montesi, Cristina
Economic Policy at Department of Economics of University of Perugia
Laboratorio Athena, Italy

Abstract

The essay focuses on the advantages and disadvantages that Distance Teaching/Learning (DTL) has shown during the pandemic crisis. It will presumably remain a component of the Digital Integrated Education of the future if wisely governed. Blended lesson should be avoided, being a didactic oxymoron. The massive introduction of DTL had its acceleration in the pandemic, but DTL already corresponded to a certain spirit of the times; it was already in line with a certain type of rationality, with a certain type of ideology, with a certain type of political philosophy; with the incipient decline of the figure of "Masters". Educational relationship between Master and disciples is primarily a *relationship of care* which claims real presence of people and needs of proximity. So, a clever and balanced mix between "distance teaching/learning" and "teaching/learning in presence" should be sought.

Résumé

L'article souhaite mettre en avant les avantages et les inconvénients que l'enseignement/apprentissage à distance (DTL) a révélés durant la crise pandémique. Il restera vraisemblablement une évolution de l'éducation numérique intégrée dans futur s'il est géré de manière adaptée. Les cours hybrides doivent être évités, car cette forme représente un oxymore didactique. Si l'accélération de l'usage du DTL a eu lieu lors de la pandémie, celui-ci correspondait déjà à un certain esprit qui était dans l'air ; elle correspondait déjà à un certain type de rationalité, une certaine idéologie, un type de philosophie politique, où le « Maître », le « sachant » voyait sa prépondérance s'amenuiser. Puisque la relation éducative Maître-Elèves est avant tout une relation de soin, celle-ci nécessite alors une présence réelle des personnes qui contribue à assouvir les besoins de proximité. Il convient donc de rechercher un mix astucieux et équilibré entre "enseignement /apprentissage" à distance et "enseignement/apprentissage en présence".

JEL Classification **: I 21 (Analysis of Education)**
Keywords: **Distance Learning, Digital Integrated Education, Master**
Mots clés : **Enseignement à distance, Éducation numérique intégrée, Maître**

INTRODUCTION

The first pandemic of XXIe century has profoundly disrupted people individual, social and professional lives[43]. Italian Schools and Universities, due to Covid-19, have been closed by Government on several occasions and have been reopened very late compared to other European countries, revealing the "structural" weaknesses, existing at all levels and with accentuated territorial gaps, in the educational systems of the country[44]. These "structural"

[43] Federici R. (2020), *Confini Stravolti. Entropia e pandemia di un secolo incerto*, Intermedia Edizioni, Attigliano.
[44] Istat (2020), *Goal* 4. *Istruzione di qualità per tutti*, in Istat (2020), *Rapporto SDGs 2020. Informazioni statistiche per l'Agenda 2030 in*

weaknesses are related to infrastructural deficits, to human resources, to financial resources, to technological equipment, to innovation, to professional updating, reconfirming the lack of attention paid over the years, despite the overlapping of many reforms of School and University, by different governments to human capital policies as an engine of economic growth and as an instrument of social mobility.

These "structural" weaknesses were reflected, in turn, in the poor results achieved over time by Italian university students compared to their European colleagues, low performances destined even to worsen due to the pandemic[45]. During the pandemic distance teaching/learning (DTL) was massively used at all level in every educational institution. Distance teaching/learning was a teaching method which allowed, in an emergency (such as the pandemic), students and teachers to continue an educational and learning path even if "physically"

Italia, pp. 85-99. The share of students attending highly digitally equipped and connected schools differed widely across Europe also *before pandemic* according to Deloitte and Ipsos Mori Report (2019). The report testified also that European teachers and students were not adequately prepared to use digital technologies in the classroom *before* the pandemic crisis. Deloitte, Ipsos Mori (2019), 2° *Survey of Schools: ICT in Education*, European Union, Luxemburg. The fragilities encountered in structures, students, teachers, during the pandemic shock led to the adoption, by European Union, of the *Digital Education Action Plan* (2021-2027) aimed at supporting the adaptation of the educational and training systems of Member States to digital era.

[45] Eurostat (2021), *Education and training in the EU–Facts and Figures*; Consorzio Alma Laurea (2020), *XXII Indagine Condizione occupazionale dei Laureati. Rapporto 2020*, Bologna.

distant and to keep alive, as far as possible, the community bond of a school/university classroom. Distance teaching/learning (DTL) promptly took over from "face-to-face teaching" during lock downs thanks to a "responsible", "decentralized" and "subsidiary" management of the educational emergency made by the different knowledge institutions, guaranteeing on the one hand didactic continuity, but on the other hand inducing "educating communities" to make a sudden technological "leap", not free from inconveniences and deprivations in a very fragile framework. With the progress recorded in the fight against the virus, the whole world of education hope that classrooms will return, as soon as possible and safely, to being "inhabited" places, but a serious reflection on the future should also be developed. If "distance teaching/learning" will be normalized (because it will be no longer considered only as an *emergency* and *transitory* teaching method) and if it will be equated with "live teaching" (because it will not be considered merely supplementary to "face-to-face teaching", but *consubstantial* or even *substitute*), there is the risk of corresponding, uncritically, to a certain "spirit of the times". A DTL replacing "face-to-face teaching" would become functional to a certain modality of "thinking" (also in line with the spirit of the times) and would coincide with an archetype of professor, different from the Master/Mistress, more responsive to the production /transmission of a "knowledge" fruit of the *Age of pragmatism*.

THE AGE OF PRAGMATISM

The spirit of present times is that of the *Age of pragmatism*, of the primacy of Action over Thought. Actions are put into practice only because they are factually possible and because they are suitable from an economic point of view, not because they are really necessary or good in themselves. This primacy of Action over Contemplation is also accompanied by:

- the *supremacy of technology*, because technology is now an "integrated planetary system", from which all social and economic life can no longer do without[46], combined with the "mediatization of the world", with the capillary pervasiveness of ICT (Information and Communication Technologies)[47], increasingly powerful and fast, on a global scale (the world wide web). ICT, in synergy with some applications of Artificial Intelligence (big data, etc.), constitute the core business of *digital capitalism*[48] which is a fundamental rib of XXI century *financial-patrimonial capitalism*[49]. *Surveillance capitalism* is that set of companies of *web economy* (Alphabet, Amazon, Facebook, Twitter, etc.) which are dedicated to finding and interpreting, through the analysis of the various operations carried out by people on Internet, the big data concerning all aspects of their life. The extraction from individuals of a "behavioural information surplus" serves the pervasive

---

[46] Severino E. (1998), *Il destino della tecnica*, Rizzoli, Milano.

[47] Ferrari R. (2016), *L'era del Fintech. La rivoluzione digitale nei servizi finanziari*, FrancoAngeli, Milano.

[48] Morozov E. (2017), *Silicon Valley: i signori del silicio*, Codice, Torino.

[49] Gallino L. (2011), *Finanzcapitalismo*, Einaudi, Torino; Piketty T. (2018), *Il Capitale nel XXI Secolo*, Bompiani, Milano.

prediction and covert persuasion of Internet users through computer "nudging"[50]. With their painstaking surveillance operation, which must remain as discreet as possible, companies of *data-centric capitalism* are able to accurately profile millions of individuals based on tens, hundreds, thousands of scales. This surveillance, in addition to being particularly profitable[51], has heavy repercussions on the right to privacy (conceived as "the right to be forgotten"), on other fundamental rights of people (such as the inviolability of home and the secrecy of communications)[52], on the democracy;

- the *independence of technology from ethics*, whereby everything becomes attackable and dominable, nothing

---

[50] Zuboff S. (2019), *Il capitalismo della sorveglianza*, Luiss University Press, Roma.

[51] Area Studi Medio Banca (2021), *Gli effetti del Covid-19 sui bilanci 2020 delle grandi multinazionali mondiali*, Milano, 30 marzo 2021.

[52] It should be remembered in this regard that the *General Data Protection Regulation* (GDPR), issued by European Union, is the toughest privacy and security law in the world. Though it was drafted and passed by European Union (EU), it imposes obligations onto organizations anywhere, so long as they target or collect data related to people in the EU. The regulation was put into effect on May 25, 2018. GDPR governs how personal data must be collected, processed, and erased. The *right to privacy* was part of the 1950 *European Convention on Human Rights* which states: "Everyone has the right to respect for his private and family life, his home and his correspondence". From this basis European Union has sought to ensure the protection of this right through legislation. The *right to be forgotten* set the precedent for the *right of erasure* provision contained in GDPR (article 17). This article states: "The data subject shall have the right to obtain from the controller the erasure of personal data concerning him or her without undue delay and the controller shall have the obligation to erase personal data without undue delay" under the fulfillment of certain conditions.

remains inviolable or not passable;

- the *yearning for transhumanism*, that is the search for overcoming human condition thanks to a greater symbiosis between man and technology, giving rise to a new typology of human beings, real human-technological hybrids, optimized through the application of different technologies (artificial intelligence, nanotechnology, biotechnology, information technology, cybernetics) which allow for the improvement of physical and cognitive abilities in order to eliminate unwanted and unnecessary aspects of human condition such as suffering, disease, aging and even being mortal[53];
- the *subordination of science to technology*, acquiring knowledge the form of "specialized knowledge" which has the pre-eminent purpose of "manufacturing". Knowledge becomes more and more "functional", the STEM disciplines (science, technology, engineering and mathematics) become hegemonic over other socio-political-humanistic knowledge, applied research displaces basic research.

The primacy of such Action over Thought can be defined as the absolute domain of the "technocratic paradigm"[54] and can also be described as the domain of "techno-nihilism"[55].

---

[53] Bostrom N. (2005), *A History of Transhumanist Thought*, in "Journal of Evolution and Technology", Vol. 14, No 1, pp. 1-25.

[54] Papa Francesco (2015), *Laudato Sì*, Edizioni San Paolo, Cinisello Balsamo, Milano, paragraphs 101-114.

[55] Magatti M. (2018), *Oltre l'infinito. Storia della potenza dal sacro alla tecnica*, Feltrinelli, Milano.

RATIONALITY IN THE AGE OF PRAGMATISM

In the *Age of pragmatism* prevails *rationality according to the ends* of Weberian memory ("every action is always aimed at a purpose and there is a coherence link between purpose and action") and *instrumental rationality* ("every action maximizes the utility of the subject that accomplishes it"), typical of twentieth-century neoclassical economic science and of its anthropological paradigm (*homo economicus*, a rational, individualistic, selfish subject, which has become, in the meantime, increasingly *predator*)[56].

Economic science of neoclassical matrix has become a science which is more concerned with the *means* than with the *ends* to be achieved and which aims only at the pursuit of *efficiency*[57]. The *process of absolutizing efficiency*, operated by neoclassical economic theory, as an end to be sought in itself and not simply as a constraint to be respected in order to make any type of activity be sustainable over time, for the appreciable results achieved in companies, has implied the colonization, by market logic, of other worlds of human activity (in the form of "economic imperialism")[58]. This plasticity of neoclassical economic theory is due to its

---

[56] Montesi C. (2019), *La saggezza delle emozioni*, in Bollino C.A., Cerulo M., Ghiglieri V., Mazzeschi C., Pacilli M.G., Parnetti L., Polinori P., Santangelo V., Tortorella A. (a cura di), *Le emozioni nei contesti individuali e sociali*, Morlacchi Editore University Press, Perugia, pp. 43-70; Pennacchi L. (2015), *Il soggetto dell'economia. Dalla crisi un nuovo modello di sviluppo*, Ediesse, Roma.

[57] Pennacchi L. (2018), *De valoribus disputandum est. Sui valori dopo il neoliberismo*, Mimesis, Milano-Udine.

[58] Dardot P., Laval C. (2013), *La nuova ragione del mondo. Critica della razionalità neoliberista*, DeriveApprodi, Roma.

abstractness attributable to the use of mathematical instrumentation, to its proceeding through a deductive logic, to the universalization of its (unrealistic as well as pessimistic) hypotheses on human behaviour[59]. Neoclassical economic theory seems to have succeeded in achieving the goal that physics has lacked until now, namely *the formulation of a unified model of explanation of reality*, with its relative dogmas (competition, invisible hand of the market, infallibility of the market, market self-regulation in case of imbalances, clear separation between efficiency and equity, etc.) and consequent policy implications. In markets where (apparently) social harmony, certainty and balance always reign, laissez faire is sufficient.

The neoliberism theories, those in vogue from 1980 onwards, inspired by neoclassical theory, but also differentiating themselves from it in some aspects[60], aimed at achieving two objectives: the increase of competition in markets and in people life and the downsizing of the role of State in economic field which, starting from the Great Depression of 1929, had been conceptualized and implemented to prevent and contain market failures.

In the euphoric economic-political climate of neoliberism, before the manifestation of its catastrophes[61], the myth of

---

[59] Lunghini G. (2009), *La teoria economica dominante e le teorie alternative*, short Lectio from G. Lunghini, E. Vesentini, *La teoria economica e il suo linguaggio*, in T. Gregory (2009) (a cura di), *XXI Secolo*, vol. 1, Istituto della Enciclopedia Italiana, Roma.

[60] Davies W. (2014), *Neoliberism: A Bibliographic Review*, in "*Theory, Culture & Society*", Vol. 31, No 7/8, pp. 3-27; Harvey D. (2005), *A Brief History of Neoliberalism*, Oxford University Press, Oxford.

[61] Among the more recent catastrophes of neoliberism we include the speculative bubble of New Economy in 2001-2002, the great financial

efficiency, amplified and strengthened by its union with ICT, pervaded, thanks to an active role of the State in the cultural forcing of its "narrative", the sphere of many public goods (such as schools, universities, health care, public administration) and the sphere of many common goods, both environmental and cultural[62]. For this reason, philosophies, styles and management criteria typical of private companies have been mechanically, as well as uncritically, transposed and applied to the management of many public and common assets. University has turned into a "corporate hybrid"[63] in competition with other Universities and students transfigured into "clients"[64].

---

and economic crisis of 2008, the pandemic socio-economic crisis linked to uncontrolled globalization, the abnormal increase in income inequality between individuals, the planetary environmental crisis which has its epiphenomenon in global warming. Ostry J.D., Luongani P., Furceri D. (2016), *Neoliberalism: oversold*? in "Finance&Development", Vol. 53, No 2, pp. 38-41.

[62] Montesi C. (2013), *I beni comuni al crocevia tra simpatia per il prossimo ed interesse personale*, in Annali della Fondazione Basso 2010-2012/7, "Tempo di beni comuni. Studi multidisciplinari", Ediesse, Roma, pp. 217-255.

[63] Rovatti P.A. (2013), *Soggettivazioni*, in Bonato B. (a cura di), *La scuola impossibile*, n. 358 di "Aut Aut", Il Saggiatore, Milano, p. 42.

[64] Deneault A. (2017), *La Mediocrazia*, Neri Pozza, Vicenza, pp. 49-53.

CONTEMPORARY ECONOMICISM IN THE WORLD OF KNOWLEDGE

The ethos of competitiveness, the rhetoric of merit[65], the obsession with performance and measurability, the relentless evaluation, the search for efficiency as an end in itself, advocated by neoliberism, have also permeated the world of public University by modifying profoundly its spirit, essence, aims and behaviour. Economicism has translated, at an academic level, into various trends which have also affected teaching. Some of them can be summarized schematically:

- in a *fragmentation of knowledge* that corresponds to the need for a greater division of (scientific) work of Smithian memory, motivated by a possible increase in scientific productivity and by the need for greater specialism particularly useful for the advancement of a "functionalist" knowledge. In fact, the fragmentation of knowledge into a multiplicity of teachings, disconnected from each other, does not help "thinking in a systemic way" which, as Edgar Morin teaches us, is the real key to understanding the complexity of the universe[66]. Specialism does not facilitate interdisciplinarity or transdisciplinarity which is the key to

[65] Sandel M.J. (2021), *La tirannia del merito*, Feltrinelli, Milano; Boarelli M. (2019), *Contro l'ideologia del merito*, Laterza, Bari-Roma.
[66] Morin E. (2020), *Cambiamo strada. Le 15 lezioni del corona virus*, Raffaello Cortina Editore, Milano; Morin E. (2018), *Conoscenza, Ignoranza, Mistero*, Raffaello Cortina Editore, Milano; Morin E. (2015), *Insegnare a vivere. Manifesto per cambiare l'educazione*, Raffaello Cortina Editore, Milano; Morin E. (2001), *I sette saperi necessari all'educazione del futuro*, Raffaello Cortina Editore, Milano; Morin E. (2000), *La testa ben fatta. Riforma dell'insegnamento e riforma del pensiero*, Raffaello Cortina Editore, Milano.

understanding and solving the problems of contemporaneity[67];

- in a *quantification of knowledge* that is rigidly weighted and enclosed within the boundaries of a certain amount of training credits attributed to the courses and even to the theses, a fact which, in addition to not being "incentive" to professors and students, involves the reduction/simplification of programs to encourage the "speeding up" of learning within a too narrow time-frame of duration of degree courses, especially that of basic degree courses (set at only three years), to the detriment of the sedimentation and of the deepening of content by learners and of their socialization in students'community. The process of time-compression does not spare even the master degree courses (lasting two years). The speeding up is also dictated by the need to encourage the introduction of "young" graduates on labour market, confirming the priority given to requests from the world of economics in terms of "age limits" for future workers and in terms of "professional skills" (more than "knowledge") possessed by them;
- in an *emphasis on performance principle* which aims to increase, even on student's side, in a paroxysmal way, the productivity of work, due to the proliferation of subjects and the speeding up of learning (the increase in productivity is manifested more and more in terms of quantity, i.e. the number of exams passed, all in series, in a given period of time, rather than in terms of quality, i.e. in good marks

---

[67] Montesi C. (2021), *Apprendere dalla complessità: la lezione di E.Morin al tempo della pandemia*, in "Indiscipline. Rivista di Scienze Sociali", vol.1, n°.2, Morlacchi Editore University Press, pp. 43-52.

obtained in the exams and in a sufficient space dedicated to critical reflection of what has been studied). The compression of study in a tight deadline stifles curiosity and subjective research and makes student's attention exclusively focus on the result, which consists in passing the exam in line with the consequentialism of a utilitarian ethics;

- in a *nourishment of competition between people* which, at the didactic level, as attested by various researches, produces fewer results, less creativity and less satisfaction than a model based on cooperation[68].

To these trends, even before the advent of distance learning, it can be added the contribution that ICT had given, in the meantime, to the *computerization process of university teaching*, with its lights and shadows[69]. Among its various impacts, in addition to a greater workload and a greater institutionalization and stiffening of the various functions carried out by Professors within the organization, it should be mentioned the recourse, in making lessons, by the teacher, to the *use of slides*, a symptom of the difficulty of "exposing oneself to the unpredictable event of the word"[70] with the consequence that: "If everything is already written, the transmission [of knowledge] will consist in its ordered, obvious and, therefore, fatally bureaucratized

---

[68] Kohn A. (1986), *No Contest: The Case Against Competition*, Houghton Mifflin, Boston.

[69] Volpi B. (2021), *Docenti digitali*, Il Mulino, Bologna; Bruschi B., Perissinotto A. (2020), *Didattica a distanza. Com'è. Come potrebbe essere*, Laterza, Roma-Bari.

[70] Recalcati M. (2014), *L'ora di lezione. Per un'erotica dell'insegnamento*, Einaudi, Torino, p. 117.

repetition"[71]. The *computerization of learning*, on the other hand, took place, in addition to the fact that "the word loses all symbolic weight and is overwhelmed by a culture of images, which tends to favour passive and effortless acquisition of knowledge"[72], in students' habit of extracting knowledge from Internet, it would be better to say, to acquire "information" on Internet, a fact that, among others, fuels disaffection from reading books[73]. This acquisition is done effortlessly at the expense of other more demanding research methods; it is done in solitude; it is done in a self-referential way with the risk of assuming an even more subjective perspective because Internet is the "kingdom of opinion" par excellence; it is done with the risk of drowning in the encyclopedism of the network; it is done with the risk of stumbling upon fake news and falling into the temptation of plagiarism. On the other hand, some advantages of computerization of learning can be noted: "The monitor can teach, examine, demonstrate, interact with a precision, clarity and patience that surpass that of the human teacher. The resources of the screen can be disseminated and exploited at will. The screen knows neither prejudice nor fatigue"[74]. The cultural climate generated by neoliberistic theory, which must prepare for the "implacable race of life", through the individualistic cult of the *principle of performance* and of the *principle of homologation* (which do not require the development, by students, of a "critical and creative thought"), in recent years, with laudable

[71] Recalcati M. (2014), *ibidem*.
[72] Recalcati M. (2014), *L'ora di lezione,* cit., p. 27.
[73] Recalcati M. (2018), *A libro aperto. Una vita è i suoi libri*, Feltrinelli, Milano.
[74] Steiner G. (2004), *La lezione dei maestri*, Garzanti, Milano, p.168.

exceptions, has not helped the search by young people for an ideal horizon of action (not even in the world of learning), nor civic engagement, nor has encouraged a sense of responsibility and care towards community and nature[75]. A corporate attitude of adults, who occupy key positions in society, has not helped the cause with their self-centred example.

The transformation of the subject in an insatiable "consumer animal", the search for an individualistic and cynical self-realization pursued mainly on material level, detached from ties with people (cultivated more on a *virtual* than on a *real* level) and with the community and unanchored from a system of non-narcissistic guiding values, have also led to the removal of the risk of failure in studies, with an increasingly pressing request coming from "client-students" for a further simplification of teaching and for an exemption from a tiresome relationship with knowledge. However, a course of study is not only an opportunity to acquire knowledge, skills, method, but can also become a test of character, in which people learns to react, as happened in pandemic, in the face of obstacles, a virtue which can become useful in working life.

THE ECLIPSE OF THE MASTERS IN THE AGE OF PRAGMATISM?

In the *Age of pragmatism* (where computerized and only economically oriented Action prevails over Thought),

---

[75] Delli Zotti G., Blasutig G. (2020) (a cura di), *Di fronte al futuro. I giovani e le sfide della partecipazione*, L'Harmattan Italia, Torino.

success comes, above all, to "technologists", "experts", "specialists" rather than to Masters[76], because the former are able to achieve concrete results particularly dear to the technological-productive system; because they are able to find immediate solutions to specific problems; because they are good at improving the *status quo* without trying to develop a new "image of the world"[77].

The Masters are instead convinced that without Thought there cannot be an Action endowed with meaning, an Action capable of going beyond the strictly utilitarian "doing", even if in re-evaluating the role of Thought they do not fall into the trap of intellectualism or of sterile erudition. Therefore, they are not so popular in the *Age of pragmatism*. Gustavo Zagrebelsky speaks of "difficult times" for Masters[78], Antonio Scurati of the "eclipse of the Masters"[79] which occurred after the recent "evaporation of the Father" detected by Massimo Recalcati[80]. The decline of the symbolic order of the Mother[81], which has deprived us of so many potential Mistresses (even if the "academic demography" is gradually changing)[82], is much older than

[76] Zagrebelsky G. (2019), *Mai più senza maestri*, Il Mulino, Bologna, pp. 12-13.

[77] Donoghue F. (2008), *The Last Professors: The Corporate University and the Fate of the Humanities*, Fordham University Press, New York.

[78] Zagrebelsky G. (2019), *Mai più senza maestri*, cit., pp. 137-153.

[79] Scurati A. (2018), *L'educazione scompare dall'orizzonte*, "La Stampa", 15/2/2018.

[80] Recalcati M. (2014), *ivi*, p. 24.

[81] Muraro L. (1991), *L'ordine simbolico della madre*, Editori Riuniti, Roma.

[82] Fox Keller E. (1987), *Sul genere e la scienza*, Garzanti, Milano.

the evaporation of the Father. However, in the *Age of pragmatism*, Masters of all levels are underpaid and socially devalued, although they have to do, in addition to teaching work, a whole other series of heroic tasks, such as making up for non-existent or distressed families, compensating current and past deficits of other educational institutions, breaking the "telematic hypnosis" of young people perennially connected to Internet and fighting the conformism induced by the "seductive power" of new technologies[83], counteract the consumerist drift and the "dead world of gadget objects" while preserving "the importance of books as objects that cannot be reduced to commodities, objects capable of making new worlds exist"[84], rehabilitate the importance of culture as an antidote to the dissipation of life, revive desires and projects, impulses, visions. The populisms of various matrix, in vogue in the present, contesting scientific Authority in different fields do not help to honour the fame of "good" Masters[85], but rather have ushered in the *Era of irreverence*.

---

[83] Baudrillard J. (1980), *De la séduction*, Galilée, Paris; Baudrillard J. (1981), *Simulacres et simulation*, Galilée, Paris; Baudrillard J. (1983), *Les stratégies fatales*, Grasset, Paris; Baudrillard J. (1995), *Le Crime parfait*, Galilée, Paris.

[84] Recalcati M. (2014), *ivi*, p. 24.

[85] By "bad" Masters we mean Masters who limit themselves to "seduce" intellectualistically the students, who dogmatically indoctrinate the students, who metaphorically "kill" the most promising students. " [..] the teacher is such because, while affirming his own convictions, he does not want to impose them on his disciple; he does not seek followers, he does not want to form copies of himself, but rather independent intelligences". Magris C. (1999), *Maestri e scolari*, in Magris C. (1999), *Utopia e disincanto. Storie, speranze, illusioni del Moderno*, Garzanti, Milano, p. 35.

ICTs contribute, in turn, to supplant Masters through *influencers*. Yet Masters should return, provided they keep up with technological revolution, to be central in contemporary societies as they have been in other Eras, for two reasons. The first reason is that the production/transmission of knowledge, as well as the desire to acquire it, are constants of human condition. The second reason is that the greatest challenges of contemporaneity, which can be summarized in the achievement, on a global level, of Agenda 2030 objectives and in the defeat of the pandemic with the exit from the three crises connected to it (health, socio-economic, environmental crisis), require a real "paradigm shift" in the direction of an "integral ecology", a recovery of the role of the State and ethics in economic field[86], a relaunch of multilateralism and of the global governance organizations. Masters can contribute to the construction of a new paradigm, both globally and locally, thanks to their "imaginative capacity" and "poietic capacity".

Masters and Mistresses, as Hannah Arendt teaches us, are the Authority par excellence, the Authority not founded on "Tradition" like that of *pater familias* neither based on "Power" guaranteed by the mere belonging to an institution of knowledge, but "earned each time through the silence that honours his word"[87], alias based on the *acknowledgment* by the students[88]:

---

[86] Pennacchi, L. (2021), *Democrazia economica. Dalla pandemia a un nuovo umanesimo*, Castelvecchi, Roma.
[87] Recalcati M. (2014), *ivi*, p. 4.
[88] Arendt H. (1991), *Che cosa è l'Autorità?*, in Arendt H. (1991), *Tra passato e futuro*, Garzanti, Milano, p. 132 and p. 147.

"Since it always produces obedience, authority is usually mistaken for a way of exercising power or violence. Yet it excludes any external coercion: where force is used, authority has failed. On the other hand, authority is incompatible with persuasion, which presupposes equality and requires a process of argumentation: where arguments of persuasion are employed, authority is put to rest. The egalitarian order of persuasion is contrasted by the order of authority which is always hierarchical. The relationship of authority between those who command and those who obey is based on [..] the same hierarchy, which both recognize right and legitimate, and in which both have a fixed and pre-established place [..] Authority implies an obedience in which people remain free".

The Master and the Mistress are a humble guide in the ascent to the heights of knowledge, well aware, as Socrates and Nicola Cusano were, of the impossibility of knowing all knowledge[89]. True Masters move along the narrow ridge in search of a balance between the affirmation of truth (dogmatic spirit) and continuous questioning of the truths (critical spirit), between the transmission of knowledge (instruction) and the transmission of values (education). They not only lead students along the bumpy roads of knowledge (even the unexplored ones), but give rise to and nourish the very desire for travel[90] and

[89] Mancuso V. (2020), *I quattro maestri*, Garzanti, Milano; Névot A. (2013) (dir.), *De l'un à l'autre. Maître et disciples*, CNRS Editions, Paris; Noaco C., Bonnet C., Marot P., Orfanos C. (2013) (dir.), *Figures du maître. De l'autorité à l'autonomie*, Presses Universitaires de Rennes, Rennes.

[90] Recalcati M. (2014), *ivi*, p. 99. According to Pavel Florenskij: "The lesson, as we have already said, must not teach this or that kind of facts,

accompany the students in three phases: knowing, understanding, evaluating[91]. Masters and Mistresses also teach through their example of life, which reflects coherence between Thought and Action[92]. Masters and Mistresses do not only contribute to the intellectual growth of students[93], but also to moral evolution and to the maturation of a civil and political conscience, necessary to be citizens of a democracy which is founded on "critical thinking" and which has the antibodies to contrast, in addition to other drifts, tribalism and intolerance. Instruction cannot therefore be separated from education which is, in short, a process of "humanizing life".

---

generalizations or theories, but train to work, create a taste for scientificity, give the trigger, give the leaven to intellectual activity. It is not so much a nutritional principle, but it is essentially a fermentative principle". Florenskij P. (2010), *La lezione di una lunga passeggiata. Un'inedito sull'educazione*, "L'Osservatore Romano", 25/3/2010.

[91] Zagrebelsky G. (2019), *ivi*, pp. 70-91.

[92] Mancuso V. (2019), *La forza di essere migliori*, Garzanti, Milano.

[93] In managerial culture *intellectual capital* is consists of the sum of three other assets: *human capital*, *organizational capital* and *relational capital*, each of them can be measured by the tools provided by *knowledge management*. More in particular *human capital* can be divided in turn into the *skills* relevant to the context in which they should grow and/or in which they are used, *mental attitude* (the ability to self-motivate and to adhere to personal values), *intellectual vivacity* (the ability to build knowledge through the recomposition of fragmented information, the ability to transfer knowledge from one context to another, the ability to develop innovation or adaptation and resilience). The measurement of the skills of human capital can be applied to students at international level through Ocse-Pista test and at national level through Invalsi test which is in use in Italy.

ILLUSION OF A DISEMBODIED KNOWLEDGE

Technocracy, scientism, pragmatism, neoliberalism, populism have relativized the importance of the Masters and Internet seems to undermine their function by offering knowledge without limits and easy to acquire by a self-taught student, who theoretically should need only of a "facilitator-teacher"[94]. The computerization of teaching (accelerated with the widespread adoption of distance didactic at Covid-19 time) seems to cultivate the illusion of transmitting knowledge without body, the illusion of a disembodied knowledge as effective as teaching carried out in presence. Some scholars belonging to the world of sociology, psychoanalysis, pedagogy, linguistics, philosophy, civil economy, neuroscience, warn against the "fallacy of didactic technology" and support the indispensability of the body in teaching/learning for a variety of reasons:

- because acknowledgment, on which teacher's authority is based, is an incessant *social* process, never given once and for all, in which the active subject, who is the student, needs *proximity* to be able to do it better;
- because educational relationship is based on care ethics[95], which is *concrete*, contingent, contextual and is based on *verbal and non-verbal communication*: "Each teacher teaches starting from a *style* that distinguishes him. It is not a question of technique or method. Style is the

[94] This is the model preferred by the theorists of the *flipped lesson*.

[95] Care ethics can in fact be able to grasp students' *unitas multiplex* (unity of body, psyche and spirit), the diversity of their sexual form and their irreducible individuality.

relationship that the teacher establishes with what he teaches starting from the singularity of his existence and from his desire of knowledge"[96]. "The *presence* of the teacher takes the form of a style. Because what matters, above all, is the singular style of the master. It happens every time a teacher speaks [..] The strength of the utterance coincides with his *present presence*"[97]. "The deepest characteristic of the style is manifested in the voice [..] the voice does not come out of the body but *is* the body"[98];

- because teaching, conceived in different ways, is a *social* process which is always based on *sharing*. If teaching is intended as a hierarchical transmission of knowledge by the Master, it still needs *non-liquid bonds* of belonging to a community (the classroom and the rest of the "educating community"), it needs *sociality* in a vertical sense[99]. If, on the other hand, teaching is intended as an extraction of knowledge from students through a Socratic maieutic, it needs *sociality* between Master and students (always asymmetrical). The maieutic process of students' "awakening" has even more need, than the other modality, of *dialogue* between Masters and students. This process also

---

[96] Recalcati M. (2014), *ivi*, p. 5.

[97] Recalcati M. (2014), *ivi*, p. 101

[98] Recalcati M. (2014), *ivi*, p. 105; Steiner G. (2004), *La lezione dei maestri*, cit., pp. 36-37; Carofiglio G. (2015), *Con parole precise. Breviario di scrittura civile*, Laterza, Roma-Bari.

[99] Nadia Fusini writes: "Citizen's health is not just his immunity from contagion [...] I am especially interested in that health that is defended with intellectual exercise, with the sharing of primary goods such as thought and ideas. *Together. Body and mind.* Because, as Shakesperare teaches, *'society is the happiness of life'*; '*to be together is happiness'* ". Fusini N. (2020), *Solo in classe c'è amore per la parola*, "La Stampa", 7/6/2020.

needs an active collaboration between students in *pooling* all their resources of different kinds (horizontal sociality). The trust which can arise among strangers in a virtual classroom is, however, of a generalized type (it is a "system trust") and it is not of *personal* type, such as the one which can be established between people in flesh and blood (*social capital of bonding*). Therefore, generalized trust is less harbinger of a close and satisfying collaboration between individuals. The range of breadth of "educating community" may vary according to time and place (even if Internet has made it potentially unlimited): for School it can include parents, the neighbourhood, the city, other institutions (companies, Third Sector, public bodies), for University it can include the whole local eco-system which is usually called into question for the success of innovative processes[100];

- because teaching proceeds through gifts of different nature between teachers and students under the banner of *reciprocity*[101] that presuppose, but also strengthen, the "educating community" itself. However, these intangible

---

[100] Montesi C. (2018), *Adriano Olivetti: an Italian Story of successful University-Industry Symbiosis* in "Management & Gouvernance. Entreprises-Territories-Societes", No 20, pp. 47-56.

[101] The Master-student relationship is actually a "three-way" relationship: the relationship between the two is always referred to the question of the *truth*: the *true* purpose of the discipline which a Master teaches, the *true* meaning of human activity to which knowledge is finalized, the *truth* of the human person involved in the educational relationship. The Master tries to discover the mystery and originality of each student. Students therefore give the Master, in addition to the gift of their acknowledgment and curiosity, the opportunity to live an authentic relationship. The Master, in turn, gives the students symbolic-cultural systems (knowledge, values), patience, empathy.

gifts are more difficult to express on line;

- because if teaching wants to leave a mark, it must excite, it must set in motion the desire of knowledge, it must transmit the *love for knowledge*: "It is only love *-eros-* lavished by a teacher in knowledge to make that knowledge worthy of interest for his students, to make it an object capable of causing desire [..] the transmission of knowledge takes place only by contagion, by testimony"[102]. George Steiner highlights a triple mission of the Master which is to: "awaken in another human being forces and dreams superior to one's own; induce *love* in others for what we love; make of their intimate present their future: it is a triple adventure without equal"[103]. The typical dynamics of the "erotica of teaching"[104] which, being related to relational goods, can suffer from fragility (with some additional difficulty, on a symbolic level, for the Mistress/female pupil relationship[105]), can hardly be developed in aseptic virtual environments mediated by the diaphragm of a screen, where teacher's charisma cannot show itself in its fullness and where human relationship is inevitably impoverished;

[102] Recalcati M. (2014), *ivi*, p. 88.

[103] Steiner G. (2004), *La lezione dei maestri*, cit., p. 171.

[104] Master-student relationship is a human relationship under the banner of *empathy* which should be led in a good balance between professionalism and affectivity. Affectivity is indispensable to meet the Other, to feel the Other, to feel that the Other feels (emotions, values, etc.), avoiding fusion and indoctrination. Stein E.(1916), *Zum problem der Einfuehlung*, in *Edith Steins Gesamtausgabe* [ESGA], Vol. 5, tr. it. Nicoletti M. (1986), *L'empatia*, FrancoAngeli, Milano.

[105] Stein E. (1932-1933), *Probleme der neueren Mädchenbildung*, , tr. it. Nobile O. (2010), *Problemi della formazione delle ragazze oggi*, in Stein E.(2010), *La donna. Questioni e riflessioni*, Città Nuova-OCD, Roma 2010, pp. 173-283.

- because teaching, which is based on a *relationship* between people, can better contribute to the enhancement of human dignity (and therefore can succeed in the task of educating and not simply instructing people) only if it is kept on a level of a real relation, not artificially mediated by technology, especially because human being is a "political animal".

All these considerations could become useful in view of the evaluation of a possible institutionalization of telematic methods of teaching when the pandemic will be over, so that the perfect substitutability between "face-to-face" and "remote" teaching or their contradictory coexistence in the hour-lesson won't be taken for granted[106].

---

[106] On the importance of a return to face-to-face teaching, without a further extension of distance didactic at the end of the Covid-19 emergency, see the Appeal recently signed by the following Italian University Professors: Alberto Asor Rosa, Maurizio Bettini, Massimo Cacciari, Luciano Canfora , Umberto Curi, Donatella Di Cesare, Roberto Esposito, Nadia Fusini, Sergio Givone, Giancarlo Guarino, Giacomo Marramao, Caterina Resta, Pier Aldo Rovatti, Carlo Sini, Nicla Vassallo, Federico Vercellone. The Appeal was published in "La Stampa" on 5/18/2020 in an article by Massimo Cacciari entitled "School is education, not just instruction". Cacciari M. (2020), *School is education, not just instruction*, "La Stampa", 18/5/2020. For a critical-propositional analysis of the changes that have occurred in the university world and of the perspectives of University and of teaching after the pandemic, see the Manifesto, released in April 2021, entitled "*Ten theses for the University*" written by *Free University*, *University of the future*, a group formed by some professors of the University of Padua belonging to different scientific areas and to different disciplinary sectors.

DISTANCE TEACHIN/LEARNING AT COVID-19 TIME

Having demonstrated the indispensability of Masters even in the *Age of pragmatism* and the need for "face-to-face lessons" to really leverage the potential of teachers and students (without forgetting the limits of the "frontal" lesson), it is necessary to illustrate opportunities, limits, risks of distance teaching/learning which, due to the pandemic, has suddenly found its rapid and widespread diffusion in University and School system[107]. On line teaching has suffered from the limit of having been lowered, as happens when a botanical graft is made, in a pre-established system, which was already fragile, having suffered over time, like other public sectors, from continuous and considerable cuts in funding by the State in the name of neoliberistic ideology and because of its fiscal crisis[108]. This short-sighted reduction in resources for

[107] Distance learning has become synonymous with online education, in reality, remote training begins, as early as the end of the nineteenth century, with the first correspondence courses and will be carried out with different technologies (radio, then television, subsequently Internet) and in more sectorial than mass forms up to the use of Internet. Online education was born between 2007 and 2008 with the Massive Open Online Courses (MOOC). For a historical review of the various forms of distance learning see Formiconi A.R. (2016), *La tortuosa via della didattica online nell'università*, in "Studi sulla formazione/Open Journal of Education", 19 (1), pp. 105-132. On MOOC see Calvo E., Alpi D. (2018), *Les MOOC: Le nouveau défi de l'enseignement supérieur à l'ére du numérique et de la mondialisation*, in Martin C., Sulkowski L. (2018), *Management and Governance of The University of The Future*, Spoleczna Akademia Nauk-University of Social Science, Mazowieckie Centrum Poligrafii, pp. 383-401.

[108] On the basis of available Eurostat data, Italy has not yet returned to the levels of public spending on education prior to the 2008 economic-

education was, along with others, one of the causes of Italian low economic growth over the last thirty years, trend which has even become negative in 2008-2009 and in 2012-2013. In turn, low economic growth prevented the availability of sufficient public financial resources to train adequately human capital in order to relaunch economic growth, thus fuelling a vicious circuit. The crisis due to Covid-19 has at least forced Italian government to increase, in 2020, public investment in education[109].

A first assessment of distance teaching/learning (DTL) outlined here in a very synthetic form is naturally partial, because it is based on personal experience and on

---

financial crisis. Public investment in education has progressively decreased from 71.5 billion euro in 2009 to 65.7 billion in 2014 (-5.8 billion euro), to remain almost constant in 2015 and then slightly resume rising from 2016 to 2018 (the year in which it amounted to 98.8 billion euro) without, however, return to pre-crisis levels. In 2018 Italy ranks last among the countries of European Union for the size of public investments in education on the total of public spending (they represent only 8.2% against 9.9% of the EU average) . In 2018, Italian public investments in education made up only 4% of GDP, a value below the European average (4.6%). With respect to the quality of expenditure, it can be observed that between 2009 and 2018, both expenditure for secondary school and expenditure for the university underwent a reduction, while public expenditure for kindergarten and primary school recorded a very slight increase (+318 million euro). The result is that in 2018 expenditure on tertiary (university) education is the lowest in EU, both as a percentage of GDP (0.3% against 0.8% of EU average) and as a percentage of the total of public expenditure on education (7.7% against 16.4% of EU average). European Commission, *Education and training monitor 2020-Italy*, 2020.

[109] Asvis, *Goal*-4, in Asvis, *L'Italia e gli obiettivi di sviluppo sostenibile. Rapporto Asvis 2020*, 2020, pp. 94-96.

the reading of some research[110] and it is not a definitive assessment because pandemic has not finished yet having an unpredictable trend. It is also a balance which must take into account the exceptional nature of the phenomenon which had to be answered with DTL. First of all, it must be recognized that, without the constraint induced by the virus, the generalization of DTL (with an acceleration in the correlated development of new digital skills especially by teaching staff more than by student body now composed of "digital natives")[111] would not have been possible in University system, which has shown a high and ready capacity for adaptation and reorganization, even if traditional teaching already used some innovative digital teaching tools. The birth of DTL in Italy dates back to forty years ago, but it had remained limited, until the pandemic exploded, to the universe of telematic Universities[112].

---

[110] Giovannella C., Passarelli M., Persico D. (2020), *The Effects of the Covid-19 Pandemic on Italian Learning Ecosystems: the School Teachers' Perspective at the steady state*, https://www.researchgate.net/publication, ottobre 2020.

[111] The sudden and necessary introduction of distance learning due to the pandemic has clashed with the difficulties in digital skills of Italian population, which presents one of the worst situations in European Union. Age remains an important factor: young people aged 20-24 have advanced levels of digital skills in 41.5% and boys aged 16-19 in 36.2%, while the share decreases with increasing age and reaches 20.3% among people aged 45-54 and 4.4% among the elderly aged 65-74. European Commission (2020), *Digital Economy and Society Index* (DESI) 2020, pp. 51-62.

[112] One of the first structures in the world to implement distance teaching/learnig was the Uninettuno Consortium in 1992 (with satellite transmission of the lessons) and since then numerous telematic courses have been developed (in public and private universities), but also a

Furthermore, it must be recognized that, without DTL, University would have been completely blocked during the most acute phase of the pandemic and that University with DTL has become even more in tune with the external context, i.e. with the digital society which is in swirling evolution.

The opportunities that emerged from distance teaching/learning can include: *the overcoming of architectural constraints of University complexes* (insufficient or little roomy classrooms) *or of other structural constraints of University buildings*; *the elimination of transfers by students and teachers* (with beneficial effects on the reduction of traffic, pollution, parking congestion and transport costs); *pervasiveness* (the lesson can be listened to by a unlimited number of students, thus favouring the wide-ranging dissemination of new lines of thought); *the overcoming of spatial constraints* (the lesson can be listened to at an unlimited spatial distance); *reproducibility* (the lesson, thanks to its eventual recording, can be listened to not only live, but also ex post, making on line lessons more flexible and learning more personalized); *the recovery in didactic paths of discouraged students* (students who have previously abandoned their studies), *of unable students* (working students), *of "fragile" students* (due to illness or to various emergencies); *the empowerment of disadvantaged individuals* (for example of women who reside in developing countries and which are on the fringes of educational paths due to logistical constraints or to cultural conditioning). The technology has also allowed,

---

dozen telematic Universities which are now fully part of the national university system.

through the platforms used for DTL, *the carrying out of activities* (seminars, conferences) which have been able to host interventions by academics from other Italian or foreign Universities *at zero or limited costs* compared to their more expensive implementation in presence.

Alongside all these opportunities offered by DTL, some constraints must be pointed out[113]. Among them, it should be noted that DTL requires an Internet connection (adequate in terms of level and speed) and the possession of specific devices, two requirements that represent a barrier to entry for students together with the availability of personal spaces in which to be able to participate in online classes[114]. DTL risks creating new educational poverty[115] and

[113] On the limits of education on line see Anderson T. (2011), *Towards a Theory of Online Learning*, in Anderson T. (2011) (eds.), *The Theory and Practice of Online Learning*, Athabasca University Press, Athabasca, pp. 45-74; Mohamed A., *Foundations of Educational Theory of Online Education*, in Anderson T. (2011) (eds.), *The Theory and Practice of Online Learning*, Athabasca University Press, Athabasca, pp. 15-44.

[114] Unesco, Unicef, World Bank (2020), *What have we learnt? Overview of findings from a survey of ministries of education on national responses to Covid-19,* Paris, New York, Washington D.C.

[115] DTL has resulted in new elements of inequality related to pre-existing digital (and socio-economic) divides: 80% of Italian students were able to follow distance learning immediately and continuously in the period between March and June 2020 in comparison with 71.4% of foreign students. Foreign students have used the PC to follow the DAD to a lesser extent than their Italian peers (72.1% against 85.3% of Italians); as a result, foreign students made more use of mobile phones to follow lessons (64.3% against 53.7%). The exclusive use of smartphones concerned 16.8% of foreign children against 6.8% of Italians. Istat (2022), *I ragazzi e la pandemia: vita quotidiana a distanza*, Maggio 2022.

exacerbating the existing ones[116], while territorial gaps become stronger[117]. DTL can therefore cause not only deficits of access and inclusiveness, even if "digital educational poverty" was more marked among minors than among grown-up students[118], but it can also lead to an increase in school drop-outs. Furthermore, the technological medium used ends up influencing both the length and the

---

[116] Arnone M., SRM (Studi, Ricerche, Mezzogiorno), Montesi C. (2018), *Le dinamiche della povertà. Alcune evidenze empiriche nell'Unione Europea ed in Italia*, in AA.VV. (2018), *La povertà minorile ed educativa. Dinamiche territoriali, politiche di contrasto, esperienze sul campo*, Giannini Editore, Napoli, pp. 37-91; Montesi C. (2018), *Politiche pubbliche di contrasto alle povertà minorili nell'Unione Europa* in AA.VV. (2018), *La povertà minorile ed educativa. Dinamiche territoriali, politiche di contrasto, esperienze sul campo*, Giannini Editore, Napoli, pp. 141-161.

[117] Students in the South of Italy (80.1%) appear to be disadvantaged, in the use of the PC for distance learning, compared to those in the Center-Italy (84.8%), in the North-West (85,8 %), in the North-East (89,9%). Istat (2022), *I ragazzi e la pandemia: vita quotidiana a distanza*, Maggio 2022.

[118] Istat (2020), *Spazi in casa e disponibilità di computer per bambini e ragazzi*; Istat (2020), *Indagine sull'inserimento degli alunni con disabilità nelle scuole statali e non statali-anno scolastico 2019/2020*; Istat (2021), *Bes 2020. Il Benessere Equo e Sostenibile in Italia*; Istat (2022), *I ragazzi e la pandemia: vita quotidiana a distanza*, Maggio 2022; Istituto Demopolis (2020), *Gli Italiani e la povertà educativa minorile nell'era del Covid*; Save the Children (2020), *Riscriviamo il futuro. L'impatto del coronavirus sulla povertà educativa*; Unicef (2021), *Learning at a distance. Children's remote learning experiences in Italy during the COVID-19 pandemic.* To combat educational poverty of students of different grades and levels, extraordinary measures have been adopted in 2021 budget law of Italy. Ministero dell'Economia e delle Finanze (2021), *Relazione sugli indicatori di benessere equo e sostenibile 2021*.

contents of on line lesson: the loss of personal contact makes more difficult to educate beyond instructing; the contents and duration of the lesson (generally shorter than the standard timetable) are selected according to a reduced ability to pay attention by students continuously over time and are based on a certain daily threshold of on line learning capabilities; the contents of the lesson are sometimes simplified to the detriment of the overall preparation; within the on line lesson there is no space (public, free and infinite) for digression, improvisation, invention which are the real "salt" of live teaching and which can only arise from personal encounter with the Other[119]; non-verbal communication is mortified[120]; greater difficulties arise in

---

[119] "No one has any idea of the breadth of freedom that opens up in a classroom when there is a lesson, in the minds of the speaker and listener. And all of this is absolutely unpredictable and random. It is pure happening [...] It is an adventure, as it was for the ancient knights". Mastrocola P. (2020), *Perché mi fa paura la scuola digitalizzata*, "La Stampa", 8/6/2020. "[...] "Every time I enter the classroom, although I enter it with my notes, prepared, then I start talking, and *the relationship with those in front of me is essential, and causes the lesson to take a different turn.* Why? Because I see the face of that student in the third row, and I understand that she is not following me and I have to explain myself better. Or, that student at the bottom, raises his hand and with a certain fear asks a question, which of course I welcome and take me elsewhere. In my long experience I don't think I've ever done the lesson I had prepared. Also because I would have been bored. Yes, I confess that I am bored, because I love the *living word, which comes from the encounter with the Other*. It may seem rhetorical, but it's true: I go to class to learn, it's a happening, the lesson". Fusini N. (2020), *Solo in classe c'è amore per la parola*, "La Stampa", 7/6/2020.

[120] "[...] by teaching the teacher passes, in one fell swoop, both the cultural knowledge he has to pass, and a more subtle and mysterious teaching, veiled and secret, impalpable, often unconscious, which

the birth of "learning communities" among students. The (more or less radical) re-design of the contents and of the teaching materials of on-line courses has depended on the short time available from the moment of the announcement of the introduction of distance didactic to the date of its implementation, on the nature of the teachings (if "hard" sciences or "human and social" sciences), on the number of students attending the courses, on the attitudes and availability of teachers.

There is also another drawback: in doing/following on line teaching, connection times to Internet expand, reinforcing the dependence on ICTs and their invasiveness (the distinction between life time and working time and between place of life and workplace is easily cancelled). Being constantly immersed in *onlife* can worsen, even in University students, the disorders, widely catalogued by scientific research, connected to the abuse of ICT, aggravating the *Internet Disorder* in some of its typologies[121]. In any case it can cause new forms of social discomfort due to the absence of socialization between

---

however is perhaps the true and most profound teaching". Mastrocola P. (2020), *Perché mi fa paura la scuola digitalizzata*, "La Stampa", 8/6/2020. From a recent research conducted through the administration of a questionnaire to the 1.067 teachers (from schools of different tipologies and from University) attending the course on *Communication and emotional intelligence in Distance Teaching/Learning*, organized by the Institute of Orthophonology in Rome, it emerged that a very high percentage of University teachers (67%) believe that communication with their students has changed quite negatively. IdO (2021), *The quality of communication during distance learning.*

[121] Young K.S. (1998), *Internet Addiction: The Emergence of a New Clinical Disorder*, in "CyberPsycology and Behaviour", 1, No.3, pp. 237-244.

professors and students and among students in the different moments of University life (lectures, exams, study, etc.)[122]. These relational processes in educational field are particularly important because allow people to get out of the narrow boundaries of the "club" and/or of the "clan they belong to. Other inconveniences can be recorded on psychological well-being regarding the lowering of mood, anxiety, sleep disorders[123]. Excessive sedentary lifestyle can

---

[122] The *Youth and Quarantine survey*, promoted by the National Association Di.Te. (Technological Addictions, Gap, Cyberbullying) in collaboration with the Skuola.net portal, which involved 9.145 students between 11 and 21 years of age, *including university students*), confirms that students felt alone, despite the fact that ICTs have, in the opinion of 90% of the sample, facilitated the maintenance of contacts on the virtual plane during the pandemic. 74% of respondents said technology was social for them, but not socializing at all. As far as the Distance learning is concerned, 46% of the sample is sure that it was a good way to continue teaching, while 54% are convinced of the opposite; 30% of this critical share says they find it hard to concentrate during on line lessons and 15.4% admit to getting distracted by doing other things. National Association Di.Te. (2020), *Giovani e Quarantena*, Aprile 2020. A more recent research testifies that 70.0% of Italian students and 65.4% of foreign students of the secondary schools interviewed lacked personal contact with the teacher, but lacked more the contact with their classmates (this last phenomenon affected 86.7% of Italian students and 79.8% of foreign students). Istat (2022), *I ragazzi e la pandemia: vita quotidiana a distanza*, Maggio 2022.

[123] A recent research conducted on a sample of 1.442 parents of children and adolescents between the ages of 3 and 18 recorded the appearance, during and beyond the "critical" event of the pandemic, of a whole series of disturbances on psycho-social welfare of adults, adolescents, minors and of disorders which were variable in intensity and quality according to the age groups. Delvecchio E., Mazzeschi C. (2020), *Covid-19 e isolamento sociale: reazioni psicologiche in bambini ed adolescenti*, in Ferrucci L. (2020) (a cura di), *Covid-19. Tra emergenza sanitaria ed*

lead to physical imbalances in terms of overweight and obesity, of diabetes, of dysfunctions in metabolism, in cardiovascular system, in bone and muscle system.
Finally different criticalities also emerged in on line exams from a technological point of view for the exams carried out in written form which required the use of specific applications in the educational platforms and also for examinations carried out in oral form, in consequence of a bigger investment of time and of a less possibility of control on students, despite the adoption of protocols by Universities to avoid or mitigate moral hazard by students. The workload of teachers has significantly increased due to the introduction, by many Universities, of extraordinary exam sessions and extraordinary graduation sessions to avoid an impasse of students in learning tests due to the pandemic. Further conclusions on the effectiveness of on-line teaching and learning could be drawn starting from the analysis of the marks obtained by students in the exams during the pandemic, once it is over[124].

---

emergenza economica, Morlacchi Editore University Press, pp. 215-233. For the effects on the wellbeing of university students see Bozzetti A., De Luigi N. (2021), *Il benessere degli studenti universitari durante la pandemia di Covid-19: servizi e misure per una popolazione eterogenea*, "Autonomie locali e servizi sociali", n.3, pp. 661-632.

[124] An initial assessment, in the meantime, can be drawn from the results of INVALSI 2021 tests (INVALSI is the National Institute for the Evaluation of the Education and Training System) relating to the learning outcomes achieved in Italy by primary school, lower secondary school and upper secondary school students in the following subjects: *Italian, Mathematics, English* in the period of the pandemic. The results show that education was less effective in this period, even if some differences emerge among different levels of schools. Invalsi (2021), *Rilevazioni Nazionali degli Apprendimenti 2020-2021*, Roma, pp. 1-4.

CONCLUSION

The complex analysis of the strengths/weaknesses of "face-to-face teaching" and of "distance teaching" could discourage the institutionalization (where already practiced) or the introduction of a mixed formula of the two modes *during lesson time* once the pandemic has ceased, the so-called *blended lesson*. In fact, the streaming of "face-to-face lessons" involves didactic problems and lesson management problems. It involves didactic problems because it creates, in its being a "didactic oxymoron", an unproductive confusion between two opposites. Lessons of "remote teaching" and lessons of "live teaching" are structured differently, varying in timing, content, languages, expressiveness and depending their effectiveness on the ways in which they are carried out. *Blended lesson* also involves management problems because it imposes on the teacher some inevitable limitations (of movement and interaction) with a further difficulty for him in the classroom: he must simultaneously follow any interactions in person and on line.

"On line teaching" could rather be used in an *integrative way*, within a "face-to-face course", to carry out

A more recent statistical survey conducted in school year 2020-2021 on secondary schools shows that the majority of school principals (63.4%) confirm that DTL has penalized the learning of Italian students, but *only of some students*, 29.8% believe that *all* students have been penalized and only 6.7% think that the pandemic has not had a negative effect on learning, while 26.4% of students say that DTL negatively affected school grades. Istat (2022), *I ragazzi e la pandemia: vita quotidiana a distanza*, Maggio 2022.

only some activities (such as students' reception, forum, thematic insights, seminars, conferences, etc.) or it could be maintained, exclusively by teacher's choice and in respect of his didactic freedom, for a given and limited percentage of teaching hours in a *complementary way* inside the "face-to-face course", giving origin to Digital Integrated Education.

To diversify the educational offer of a specific Department and/or of a University some degree courses could be specially designed and could be completely delivered on line, to meet the needs of specific groups of students or to meet the lifelong learning needs of people[125]. In this last case it would be necessary to *remodel teaching* to adapt it really to the new technological instrument, by exploiting all its potential, without automatically translating into "distance teaching" the same teaching methodology used in "face-to-face teaching" as happened during the pandemic. This would require training of teaching staff, access to best practice on platforms in use at national and international level, sharing of experiences, specific investments.

The pandemic offered the opportunity for a thoughtless renewal of teaching with the *forced* introduction of "on line teaching", which anyway may still be useful in the future in the event of other emergencies. The return to normality will require a *rethinking of teaching*, which on one side will not deny the innovation of "distance

---

[125] This choice, in enriching the teaching offer of each University by expanding and diversifying it, could lead to an increase in competition between Universities and could put traditional Universities in competition with telematic Universities (already present in on line education sector for years).

teaching/learning", its potential, its advantages and the importance of digital skills for education, but on the other side will go in the direction of its clever and selected use, aware of its limits. A use which can be able to avoid all the distortion of the essence of a "face-to-face lesson" which, according to Pavel Florensky, is like a walk[126]:
"[..] *the lesson does not proceed in a straight line, totally enclosed in a rational formula* but, like the living being, develops its organs, *responding each time to the needs that arise during the work.* In this sense, it would not be out of place to define the ideal lesson as a sort of interview, *a conversation between people who are spiritually close*. The lesson is not a journey on a tram that drags you inexorably on fixed tracks and takes you to the destination by the shortest way, but it is a *walk*, a *trip* [..] For those who walk it is important to walk and not just to arrive; those who walk proceed calmly without hastening their pace. Similarly, the *essence of the lesson is scientific life in the proper sense*, it is to *reflect together with the listeners on the objects of science*, and it does not consist in pulling out ready-made conclusions from the deposits of an abstract erudition, in stereotyped formulas".

Références

Anderson T. (2011) "*Towards a Theory of Online Learning",* Anderson T. Ed. The Theory and Practice of Online Learning, Athabasca University Press, p. 45-74.

---

[126] Florenskij P. (2010), *La lezione di una lunga passeggiata. Un'inedito sull'educazione*, Da l'Osservatore Romano, 25/3/2010.

Arendt H. (1991) "*Che cosa è l'Autorità?*", Tra passato e futuro, Garzanti, Milano.

Arnone M., SRM (Studi, Ricerche, Mezzogiorno), Montesi C. (2020) "*Le dinamiche della povertà. Alcune evidenze empiriche nell'Unione Europea ed in Italia*", AA.VV., La povertà minorile ed educativa. Dinamiche territoriali, politiche di contrasto, esperienze sul campo, Giannini Editore, Napoli, pp. 37-91. Associazione Nazionale Di.Te. (2020), Giovani e Quarantena, Aprile.

Baudrillard J. (1980) « *De la séduction* ». Ed. Galilée, Paris, 250 p.

Baudrillard J. (1981) « *Simulacres et simulation* ». Ed. Galilée, Paris, 240 p.

Baudrillard J. (1983) « *Les stratégies fatales* ». Ed. Grasset, Paris, 288 p.

Baudrillard J. (1995) « *Le Crime parfait* ». Ed. Galilée, Paris, 216 p.

Boarelli M. (2019) "*Contro l'ideologia del merito*". Ed. Laterza, Bari-Roma, 160 p.

Bostrom N. (2005) "*A History of Transhumanist Thought*". Journal of Evolution and Technology, Vol.14, No.1, pp. 1-25.

Bozzetti A., De Luigi N. (2021) "*Il benessere degli studenti universitari durante la pandemia di Covid-19: servizi e misure per una popolazione eterogenea*". Autonomie locali e servizi sociali, n°3, pp. 661-632.

Bruschi B., Perissinotto A. (2020) "*Didattica a distanza. Com'è. Come potrebbe essere*". Ed. Laterza, Roma-Bari, 192 p.

Cacciari M. (2020) "*Scuola è educazione, non solo istruzione*". La Stampa, 18/05.

Calvo E., Alpi D. (2018) "*Les MOOC: Le nouveau défi de l'enseignement supérieur à l'ère du numérique et de la mondialisation*". Management and Governance of The University of The Future. Research on Competitiveness, Globalisation and Development, Spoleczna Akademia

Nauk-University of Social Science, Mazowieckie Centrum Poligrafii, pp. 383-401
Carofiglio G. (2015) "*Con parole precise. Breviario di scrittura civile*". Ed. Laterza, Roma-Bari, 175 p.
Dardot P., Laval C. (2013) "*La nuova ragione del mondo. Critica della razionalità neoliberista*" Ed. DeriveApprodi, Roma, 433 p.
Davies W. (2014) "*Neoliberism: A Bibliographic Review*". Theory, Culture & Society, Vol. 31, No. 7/8, pp. 3-27.
Delli Zotti G., Blasutig G. (2020) (a cura di) "*Di fronte al futuro. I giovani e le sfide della partecipazione*" L'Harmattan Italia, Torino, 345 p.
Deloitte, Ipsos Mori (2019) "2° *Survey of Schools*: *ICT in Education*" European Union, Luxemburg.
Delvecchio E., Mazzeschi C. (2020) "*Covid-19 e isolamento sociale: reazioni psicologiche in bambini ed adolescenti*".
Ferrucci L. (2020) (a cura di*), Covid-19. Tra emergenza sanitaria ed emergenza economica,* Morlacchi Editore University Press, pp. 215-233.
Deneault A. (2017) "*La Mediocrazia*". Ed.Neri Pozza, Vicenza, 240 p.
Donoghue F. (2008) "*The Last Professors: The Corporate University and the Fate of the Humanities*" Ed.Fordham University Press, New York, 180 p.
Federici R. (2020) "*Confini Stravolti. Entropia e pandemia di un secolo incerto*". Intermedia Edizioni, Attigliano.
Ferrari R. (2016) "*L'era del Fintech. La rivoluzione digitale nei servizi finanziari*". Ed. FrancoAngeli, Milano, 172 p.
Florenskij P. (2010) "*La lezione di una lunga passeggiata. Un'inedito sull'educazione*". L'Osservatore Roman, 25/3.
Formiconi A.R. (2016) "*La tortuosa via della didattica online nell'università*". Studi sulla formazione/Open Journal of Education, Vol.19, No1, pp. 105-132.
Fox Keller E. (1987) "*Sul genere e la scienza*". *Ed.* Garzanti, Milano.

Fusini N. (2020) "*Solo in classe c'è amore per la parola*". La Stampa, 7/6

Gallino L. (2011) "*Finanzcapitalismo*", Ed. Einaudi, Torino, 324 p.

Giovannella C., Passarelli M., Persico D. (2020) "*The Effects of the Covid-19 Pandemic on Italian Learning Ecosystems: the School Teachers' Perspective at the steady state*".

Harvey D. (2005) "*A Brief History of Neoliberalism*". Ed. Oxford University Press, Oxford, 247 p.

Invalsi (2021) "*Rilevazioni Nazionali degli Apprendimenti 2020-2021*". Roma, pp. 1-4.

Kohn A. (1986) "*No Contest: The Case Against Competition*", Houghton Mifflin, Boston, 1986, 257 p.

Lunghini G. (2009) "*La teoria economica dominante e le teorie alternative*". Lectio breve tratta da Lunghini G., Vesentini E. La teoria economica e il suo linguaggio, in Gregory T. (a cura di), XXI Secolo, Vol.1, Istituto della Enciclopedia Italiana, Roma.

Magatti M. (2018) "*Oltre l'infinito. Storia della potenza dal sacro alla tecnica*". Feltrinelli, Milano, 280 p.

Magris C. (1999) "*Utopia e disincanto. Storie, speranze, illusioni del Moderno*". Garzanti, Milano, 328 p.

Mancuso V. (2019) "*La forza di essere migliori*". Garzanti, Milano, 368 p.

Mancuso V. (2020) "*I quattro maestri*". Garzanti, Milano, 509p.

Mastrocola P. (2020) "*Perché mi fa paura la scuola digitalizzata*", La Stampa, 8/6

Mohamed A. (2011) "*Foundations of Educational Theory of Online Education*". T. Anderson (2011) (a cura di), The Theory and Practice of Online Learning, Athabasca University Press, Athabasca, pp. 15-44.

Montesi C. (2013) "*I beni comuni al crocevia tra simpatia per il prossimo ed interesse personale*". Annali della Fondazione Basso 2010-2012/7, "Tempo di beni comuni. Studi multidisciplinari", Ediesse, Roma, pp. 217-255.

Montesi C. (2018) "*Adriano Olivetti: an Italian Story of successful University-Industry Symbiosis*". Management & Gouvernance. Entreprises-Territories-Societes, No 20, pp. 47-56.
Montesi C. (2018) "*Politiche pubbliche di contrasto alle povertà minorili nell'Unione Europa*". AA.VV. La povertà minorile ed educativa. Dinamiche territoriali, politiche di contrasto, esperienze sul campo, Giannini Editore, Napoli, pp. 141-161.
Montesi C. (2019) "*La saggezza delle emozioni*". Le emozioni nei contesti individuali e sociali, Morlacchi Editore University Press, Perugia, pp. 43-70
Montesi C. (2021) "*Apprendere dalla complessità: la lezione di E.Morin al tempo della pandemia*". Indiscipline. Rivista di Scienze Sociali, Vol. 1, No 2, Morlacchi Editore University Press, p.43-52.
Morin E. (2000) "*La testa ben fatta. Riforma dell'insegnamento e riforma del pensiero*". Raffaello Cortina Editore, Milano, 152 p.
Morin E. (2001) "*I sette sapere necessari all'educazione del futuro*", Raffaello Cortina Editore, Milano, 128 p.
Morin E. (2015) "*Insegnare a vivere. Manifesto per cambiare l'educazione*", Raffaello Cortina Editore, Milano, 115 p.
Morin E. (2018) "*Conoscenza, Ignoranza, Mistero*". Raffaello Cortina Editore, Milano, 148 p
Morin E. (2020) "*Cambiamo strada. Le 15 lezioni del corona virus*", Raffaello Cortina Editore, Milano, 124 p.
Morozov E. (2017) "*Silicon Valley: i signori del silicio*", Codice, Torino, 151 p.
Muraro L. (1991) "*L'ordine simbolico della madre*" Editori Riuniti, Roma, 176 p.
Névot A. (2013) « *De l'un à l'autre. Maître et disciples* », CNRS Editions, Paris, 270 p.
Nicoletti M.(1986) "*L'empatia*". FrancoAngeli, Milano, 208 p.
Noaco C., Bonnet C., Marot P., Orfanos C. (2013) "*Figures du*

maître. De l'autorité à l'autonomie", Presses Universitaires de Rennes, Rennes, 357 p.
Ostry J.D., Luongani P., Furceri D. (2016) "*Neoliberalism: oversold*?", Finance&Development, Vol. 53,N° 2, p. 38-41.
Papa Francesco (2015) "*Laudato Sì"*. Edizioni San Paolo, Cinisello Balsamo, Milano, 34 p
Pennacchi L. (2015) « *Il soggetto dell'economia. Dalla crisi un nuovo modello di sviluppo"*. Ediesse, Roma, 320 p.
Pennacchi L. (2018) "*De valoribus disputandum est. Sui valori dopo il neoliberismo"*. Mimesis, Milano-Udine.
Pennacchi L. (2021) "*Democrazia economica. Dalla pandemia a un nuovo umanesimo"*. Castelvecchi, Roma, 122 p.
Piketty T. (2018) "*Il Capitale nel XXI Secolo,* Bompiani, Milano, 960 p.
Recalcati M. (2014) "*L'ora di lezione. Per un'erotica dell'insegnamento"*, Einaudi, Torino, 162 p.
Recalcati M. (2018) "*A libro aperto. Una vita è i suoi libri"*, Feltrinelli, Milano, 192 p.
Rovatti P. A. (2013) "*Soggettivazioni"*, Bonato B. (a cura di), La scuola impossibile, N°358 di "Aut Aut", Il Saggiatore, Milano, p. 41-52.
Sandel M.J. (2021) "*La tirannia del merito"*, Feltrinelli, Milano, 288 p
Scurati A. (2018) "*L'educazione scompare dall'orizzonte"*, La Stampa, 15/2/2018.
Severino E. (1998) "*Il destino della tecnica"*, Rizzoli, Milano, 250 p.
Stein E. (1933) "*Probleme der neueren Mädchenbildung"*, tr. it. Nobile O. (2010), Problemi della formazione delle ragazze oggi, in Stein E.(2010), La donna. Questioni e riflessioni, Città Nuova-OCD, Roma 2010, p.173-283.
Stein E.(1916) "*Zum problem der Einfuehlung*, in *Edith Steins Gesamtausgabe"* [ESGA], Vol.5.
Steiner G. (2004) "*La lezione dei maestri"*. Garzanti, Milano, 181 p.

Volpi B. (2021) « *Docenti digitali* ». Il Mulino, Bologna, 216 p.
Young K.S. (1998) "*Internet Addiction: The Emergence of a New Clinical Disorder*". CyberPsycology and Behaviour, Vol.1, No 3, p. 237-244.
Zagrebelsky G. (2019) "*Mai più senza maestri*", Il Mulino, Bologna, 154 p.
Zuboff S. (2019) "*Il capitalismo della sorveglianza",* Luiss University Press, Roma, 622 p.

Rapports

Area Studi Medio Banca (2021), *Gli effetti del Covid-19 sui bilanci 2020 delle grandi multinazionali mondiali*, Milano, 30 marzo.
Asvis (2020) "*L'Italia e gli obiettivi di sviluppo sostenibile",* Rapporto Asvis *2020.*
Consorzio Alma Laurea (2020), *XXII Indagine Condizione occupazionale dei Laureati, Rapporto 2020*, Bologna.
European Commission (2020), *Digital Economy and Society Index* (DESI), pp.1-124.
European Commission (2020), *Education and training monitor 2020-Italy.*
Eurostat (2021), *Education and training in the EU–Facts and Figures.*
IdO (2021), *La qualità della comunicazione durante la didattica a distanza*, 2021
Istat (2020), *Spazi in casa e disponibilità di computer per bambini e ragazzi.*
Istat (2020), *Indagine sull'inserimento degli alunni con disabilità nelle scuole statali e non statali- anno scolastico 2019/2020.*
Istat (2020), *Goal* 4. *Istruzione di qualità per tutti*, in Istat, *Rapporto SDGs 2020, Informazioni statistiche per l'Agenda 2030 in Italia*, pp. 85-99.
Istat (2021), *Bes 2020. Il Benessere Equo e Sostenibile in Italia.*
Istat (2022), *I ragazzi e la pandemia: vita quotidiana a distanza,*

Maggio 2022.
Istituto Demopolis (2020), *Gli Italiani e la povertà educativa minorile nell'era del Covid.*
Ministero dell'Economia e delle Finanze (2021), *Relazione sugli indicatori di benessere equo e sostenibile 2021.*
Oecd (2020), *Pisa 2018 Results. Effective Policies, Successful Schools*, Oecd Publishing, Paris.
Save the Children (2020) "*Riscriviamo il futuro. L'impatto del coronavirus sulla povertà educativa.*
Unesco, Unicef, World Bank (2020), *What have we learnt? Overview of findings from a survey of ministries of education on national responses to Covid-19,* Paris, New York, Washington D.C.
Unicef (2021), *Learning at a distance. Children's remote learning experiences in Italy during the COVID-19 pandemic* 2021.
Università libera, *Università* del futuro (2021), *Dieci tesi per l'Università.*

LESSONS FROM CRISES – THE NEED FOR SYSTEMIC THINKING AND SYSTEMIC CHANGE IN ACADEMIA

Zait Adriana
University Alexandru Ioan Cuza Iaşi, Romania

Abstract
The recent crises were clear signals that humanity needs to change its economic, social, political, environmental behaviour. Despite the huge progress made in technology and research, advances in terms of individual and social reasoning and behaviour are still small and slow. We need to understand causal mechanisms of our actions, interconnectedness, and consequences. All these ask for a systemic change perspective, which is not possible without a systemic thinking approach. The aim of the present study, exploratory and conceptual, based on documentary research and a critical reasoning approach, was to answer the question "Are universities capable and/or willing of doing this?"

Résumé
Les crises récentes ont été des signaux clairs que l'humanité doit changer son comportement économique, social, politique, etc. Malgré les énormes progrès réalisés dans la technologie et la recherche, les progrès en termes de raisonnement et de comportements individuel et sociaux sont faibles et lents. Nous devons mieux comprendre les mécanismes de causalité de nos actions, l'interdépendance, les conséquences, ce qui demande une perspective de changement systémique, possible avec une pensée systémique. Le but de l'étude, principalement

exploratoire et conceptuelle, basée sur une recherche documentaire et une approche de raisonnement critique a été de répondre au question « Les universités sont-elles capables et /ou désireuses de le faire? »

JEL Classification : **I23, H12, O35**
Keywords: **systemic change, systemic thinking, university positioning**
Mots clés : **changement systémique, pensée systémique, positionnement universités**

INTRODUCTION, CONTEXT AND PURPOSE

There is no better way to begin the present endeavour than citing a very recent opinion about higher education: *"There is nothing like a good crisis to excite ideas about different futures and new beginnings. At the very least, right now we are told that there will be a 'new normal' and no return to the way things were before COVID-19".* (Locke, 2021) Crises have always been a point of inflexion, making us think about both past and future actions, putting into balance what we did good and what we should change in order to avoid future negative consequences; during and after such crises we analyse and debate a lot, and only sometimes we also act. Together with economic, financial and social systems, the higher education one went through many crises in time, but the present one caused by the Covid-19 pandemic was by far the most striking and "impressive" one, because it hurt the heart of academia – the direct relationship between pupils, students, researchers and professors. Besides the immediate visible part – schools closed, activities moved to the online environment, homes transformed to learning classes, lack of direct socialization for scholar activities etc. - many other hidden consequences will silently produce effects on long term (psychological effects of the crisis, mainly). No wonder that all types of stakeholders – academics, parents, university associations, companies, consultants, not for profit organizations, decision people and policy people etc. - tried to analyse the situation and reflect upon the future. More than ever before this analysis needs a very large perspective and a very complex thinking process. The current crisis demonstrated the limitations of reductionist thinking and suggested the need for alternative ways of thinking, considering interdisciplinary approaches and especially complexity theories. (Stowell, 2020; Zait et al., 2021) This is the context of the present analysis, whose purpose was to identify the state of things in terms of systemic thinking and change in academia, and to synthesize the critical issues that need to be addressed in the near future. The study is mainly conceptual, based on documentary research (literature review and university web pages), followed by a critical reasoning approach. (Cederblom et al., 2012; Thomson, 2005)

CRISES AND CHANGES IN HIGHER EDUCATION

All the crises lived by the higher education world questioned the paradoxical lack of flexibility of the academic world, highly territorialized or tribal, and thus rigid (Trowler, 2011; Becker and Trawler, 2001). The missions of higher education evolved in time, from a singular one – education – to a double research and education mission, and then a triple one, including the societal dimension – and so goals and strategies have changed, at least for the most important competitors, the large research universities. These changes led universities to the adoption of different models of functioning, "borrowed" more and more from the business world (Posselt et al., 2018). Many universities started to function like multinational corporations, who brought in external experts in finance, management and law, and the outsiders took control of higher education institutions (Furstenberg, 2020; Posselt et al., 2018) What academics seemed to have forgotten is that unlike corporations, universities should have different values from those that dominate the for-profit world and far longer time horizons for their missions – a truth that might have been ignored by modern universities, as Furstenberg noticed. There was a time when being entrepreneurial was perceived as a must for modern universities, and now it's time to rethink the whole vision. The change should start with an analysis of the present situation, of facts and evidence, as Locke (2021) suggests – otherwise the huge number of futurologists and experts might produce confusion by declaring cataclysmic disruptions in the academic world (Locke, 2021; Blount, 2019; Kempton, 2019; Pham, 2019; Weinberger, 2011).

Taken separately, each of the three missions of higher education institutions – teaching, research, societal involvement – have changed in time, as well. Teaching is questioned in terms of content, values and instruments, focusing on togetherness, becoming more transformative and moving into the online environment (Feigenbaum, 2021; Goulart et al., 2021; Bayne et al., 2020; Jantzen, 2020; Mason, 2020; Morris, 2017; Presto et al., 2014;

Stevens-Long et al., 2012). The research dimension also evolves – from fundamental to applied, and then from a separation of the two types into a symbiosis of theoretical academic research and applied, practical one – an issue increasingly apparent in research policies at national and European level, where academic research has to be part of a wiser and wider process of innovation (LERU, 2017) More and more researchers, academics, practitioners and decision people need to collaborate, together with other experts, and work in inter-, multi- or transdisciplinary contexts and teams, speaking about co-creation, co-production of knowledge and coopetition. Finally, the societal dimension must be more present and active – and the pandemic showed how important the involvement of universities is for the social, civic and medical health of their communities – a role that will increase in time. (Fransman et al., 2021; Goulart et al., 2021; Blount, 2019; Zait et al., 2017; Enwefa et al., 2016; Stroh, 2015) Trust and research integrity, as well as the increased knowledge transfer and collaboration between academic and non-academic sectors become very important aims and values at EU level (EUA, 2020).

If we want collaboration to be successful, (Fransman et al., 2021) suggest that higher education needs a redefining of cooperation towards a systemic conceptualization, more responsive than the previous partnership approach, in order to ensure more fairness and equity, based on eight principles:

(1) Reducing poverty must come first, and research needs to address this goal better

(2) Engagement needs to be strengthened according to specific contexts of partnerships

and governance systems in the Global South.

(3) Evidence hierarchies need to be redressed, in order to incentivize intellectual leadership by Southern-based academics and civil society practitioners and engage communities in the whole process.

(4) Adaptation and responsiveness to context are necessary.

(5) More respect of partners' diversity of research knowledge and skills is needed.

(6) Commitment to transparency is vital in all aspects of projects' administration.

(7) Investment in relationships is needed, so that relationships at the individual and institutional level are nurtured.

(8) Learning needs to be continuous, accompanied by critical reflection within and beyond the partnership.

The crisis offers opportunities for such a process of reflection and change, despite all the economic, social and political challenges brought by the Covid-19 pandemic. The existing models and paradigms in higher education can and should be questioned, after we dealt with unprecedented restrictions in terms of mobility and research visits that forced us to stay home, read and think more (Büntgen et al., 2021). As Büntgen et al. (2021) noticed, the period of science in silence that we leaved during the pandemic should help us find ways to move academic research "[…] in a direction in which evaluations are based on quality rather than quantity, and pseudo-quantitative metrics should not have the power to decide an individual's career or the future of an institution". Similarly, scholars should be encouraged to switch between disciplines, and we should welcome career changers from outside academia, for fresh and interdisciplinary views towards more uncharted territories.

Reinholz and Andrews (2020) ask themselves if we need a theory of change or a change theory in the academic world. A theory of change is project-specific and connected to evaluation, often required by funding agencies as part of grant proposals, whilst change theories represent theoretical and empirically grounded knowledge, supported by strong evidence about how change occurs, going beyond any singular project. Ideally, we should develop and apply a theory of change informed by change theories, otherwise the whole process being at risk - evidence should be the basis for any type of expertise and change. (Locke, 2021; Reinholz et al., 2020).

Feigenbaum (2021) argues in favour of a change based on experiencing failures, necessary for growth and development at both individual and institutional level. He notices that "Educators increasingly extol failure as a necessary component of learning and growth, but students frequently experience failure as a source of fear and anxiety that impedes risk-taking and experimentation" (Feigenbaum, 2021). Higher education should do more than praising the benefits of failures as formative processes, getting rid of the stigmatized failure and encouraging people - both students and teachers - to experiment and take risks; universities should dare to fail and learn from failures – show in a transparent and honest manner the already produced incidents, show near-event incidents and learn from these, instead of hiding them in order to protect their image.

Our increased expectations towards the proactive role universities should play in the regional development are sometimes exacerbated, as well, and not accompanied by the necessary support, as Kempton (2019) found. With time, universities moved from being traditional to becoming entrepreneurial, and then engaged in innovative processes and regional development, and lately adding a civic dimension to their mission. But universities will accomplish their role in regional innovation only if some presumed conditions are met: universities are able to make a significant contribution to regional innovation; secondly, universities are willing and also able to mobilize their internal resources to support and contribute to regional innovation; and thirdly, universities can overcome, through the right strategies, various barriers encountered in the process, because these barriers are contingent and not structural. However, these conditions are rarely met, and thus the importance of universities often becomes overstated. (Kempton, 2019)

Adopting alternative ways of thinking, ones that recognize and try to deal with complex situations, can be challenging and healthy, yet very difficult. Academics should encourage different perspectives in the Ivory tower - consider life experiences that help us make sense of individual and common worlds, encourage value-based teaching instead of a “neutral" or purely technical one, use empathy to forge relationships, nurture interchange of ideas or the so-called fusion of various horizons, thus avoiding the inter-subjectivity trap and being hostage to rigid strategies and thinking designs. A particular supplementary danger comes lately from the multitude of “experts" and conflicting recommendations for higher education, designed around specific sets of values from various industries, sometimes ignoring the values of universities - reducing the academia to a service sector that needs to provide graduates as ready to be used "products". (Bayne et al., 2020) As Bayne and Gallagher noticed, rarely are the future imaginaries defined by universities for themselves - and we could add rarely are these futures interconnected and considered in a complex perspective. Challenges to be consider include the increased competition for students, at a global level, the declining number of candidates attending higher education, the ageing population, the emergence of alternative providers of education, especially from outside the academic sector, the massive "datafication" of societies, the raise of artificial intelligence, the change of learning patterns for the new generations, and so on. It becomes more and more difficult to predict the evolutions of universities, and as Amsler and Facer discovered, prediction would not be enough anyway, because it can only partially help in managing uncertainties and risks; universities need foresight abilities in order to allow internal actors to obtain insights into multiple scenarios, and they also need anticipation - the one that allows an active and critically reflective interaction with multiple and unknowable futures. (Amsler et al., 2017) Anticipation, as a matter of fact, would even allow the active creation of such futures, using irregular, unusual and singular type of data, outliers usually ignored in predictions.

Among all the changes, Blount stresses in particular the challenges brought by shorter degree education periods, the in- creased preference for credits versus degrees, the disappearance of many smaller educational institutions, the increased involvement of for-profit organizations in education, as well as the urge for more transparency. (Blount, 2021)

One of the most recent expectations towards higher education revolves around the United Nations Sustain- able Development Goals. Citing Mijnhardt, policy director at Erasmus University, Andrew Jack (2020) notices that some fields are better and some worse in terms of sustainability in research: "Business schools are lagging behind [other disciplines]," he says. "They think that if they produce a few publications that count for rankings and accreditation purposes, they are doing research. But this world is much bigger than that and academic culture is so much more." It is especially difficult, in his opinion, to evaluate the actual impact of "environmental, social and governance" factors in classroom teaching or for alumni careers, especially because new measures should be designed for this type of assessment, and little development or even agreement on this subject exists, at this point. (Jack, 2020).

SYSTEMS THINKING-WHAT DO WE NEED?

We've already seen some of the most important challenges for higher education, in their endeavour to accomplish their multiple missions and solve intricate and complex societal problems. More and more voices claim the need for a system thinking approach - it's not a new idea, but it's time to see how we can apply it into practice. As Koopmans (2019) discovered, complexity researchers in education - and not only - encounter specific challenges in their attempts to address complex questions through research - mainly due to our inclination for linear thinking. Universities should use more the available methodologies developed for the detection and analysis of nonlinear complex processes, in order to obtain a deeper understanding of the complex dynamics underlying educational processes. (Koopmans, 2019)

Castelle and Jaradat (2016) recognize that complex systems have a high level of ambiguity, un- certainty, and emergence, raising difficulties for university strategists and practitioners - paradoxically because such abilities were not addressed in higher education degrees. The needed reaction or response is a systems thinking approach, which can provide an integrative paradigm, based on the main attributes of complex systems: *Complexity* (high level of interrelationships among the individual systems and their components); *Integration* (which requires not only specific protocols that allow individual entities to form the integer, but also surrendering some individual autonomy to allow the functioning of the whole – an issue particularly difficult for universities); *Interconnectivity* (accommodation of potential divergent and conflicting views from various stakeholders); *Ambiguity* (doubts in interpretations, especially those associated to weak signals, in decisions and actions in complex systems); *Emergence* (difficulty of anticipating unintended or unsought behaviours); *Uncertainty* (partial knowledge makes understanding itself partial and increases the occurrence of unintended and rare behaviours); *Evolutionary Development (*evolution of needs over time and the need to reallocate already scarce resources based on unanticipated shifts). (Castelle and Jaradat, 2016).

To apply the systems thinking approach we need a greater appreciation of the importance of higher order thinking - one that includes personal epistemological beliefs, as well, since they explain how individuals, in general, and academics, in particular, relate to each other and to the world, how they understand complex social-educational systems. Resilience thinking is, as an example, one dimension necessary in this approach of higher order thinking, with strong foundations in systemic ways of thinking. (Fazey, 2010) In order to prepare students to solve professional problems efficiently, and at the same time in order to be prepared themselves to solve the challenges posed by their missions, contemporary higher education institutions have to develop a systemic way of thinking for their graduates and for their academics, through at least several actions: increase the number of multidisciplinary classes, both in terms of courses' content and of participants' diversity; understand and transmit the importance of the influence of each professional solution on the institution's environment; equip graduates with the ability to anticipate the consequences - at professional and societal level - of suggested or chosen solutions; develop a multi-angle perspective of any professional problem, seen in the larger, integer and interconnected context (Naylia et al.,2015).

One efficient way of motivating people to engage in a system thinking approach is the development of *togetherness* - again, not a new concept, but one less applied in higher education, except for Northern countries (Denmark, Norway, Finland and Sweden, mostly). In a narrow definition, togetherness refers to a happy feeling of affection and closeness to other people, especially friends and family - this is the origin of the word. In a larger sense and context, togetherness means spending time together, through educational, social and leisure time activities by the members of a group, resulting in a more unified and stable relationship. It can serve as motivation for pursuing an academic degree or a research career, as well as a new skill developed through academic programs - for developing a feeling of belonging and making societal sense for research, switching from "me" or "I" to "we" or "us". The academic learning needs to become a lot more transformative especially for doctoral students – at cognitive, personal, and behavioural development levels – to obtain a shift and change in worldviews, shaping more graduates as humans, and not only as specialists or researchers. This would also increase well-being and collaborative skills and help higher education institutions better prepare for the four emerging trends that seem to be shaping the future of the academic experience, as noticed by Lazurko et al., (2020):

- *stronger move from disciplinarity to transdisciplinarity;*
- *researchers shift from knowledge holders to knowledge brokers (*individuals with the capacity to translate and tailor knowledge to specific contexts and actors, within an iterative and bidirectional research process)*;*
- *researcher competencies shift from bounded to boundary-less (*step out of one's comfort zone and area of expertise, acknowledge marginalized perspectives of a problem, take intellectual risks, etc.)*;*
- *metrics of success shift from citation impact to societal impact* (rethink assessment for PhD graduates and for academic research in general).

To all these we could add the issues related to higher education which have been accelerated by the coronavirus pandemic:

(1) increasing virtualization of research and teaching - and high probability or willingness of remaining online or partially online (hybrid teaching) even after the pandemic;

(2) increasing need for flexibility of academic structures and processes, to be able to quickly and adequately respond to crises;

(3) growing economic and socio-political uncertainty.

Facing all these challenges and disruptions, governments all over the world made efforts to adapt and adopt various policy instruments through which steering at a distance would be possible (Capano and Pritoni, 2018). All these instruments confer advantages, but come as a package with supplementary constraints, so the flexibility is relative. Capano and Pritoni (2018) identified several major models adopted by governments:

- *Performance-oriented models* - based on consistent percentages of public funding and rigorous research assessments results, with large amounts of administrative procedures, rules and regulations and very high tuitions; UK and Italy are dominant examples in this category;
- *Re-regulated models* - with many procedural constraints on the recruitment and promotion of academics and researchers, on the teaching content and the functioning of degree programs, with focus on proceduralization of the quality assurance activities, and with an average public funding and low tuitions; most of the EU countries are here;
- *Systemic goal-oriented models* (mainly the Nordic

countries are here) - very clear systemic goals, explicitly stated by governments and agreed by political parties, very good opportunities in admission, high curricular and institutional autonomy, high public funding and monitored reporting, with low tuition fees and high performance.

Within the systems thinking perspective all these models should be able to interconnect, and higher education institutions able to embrace desired change, according to individual contexts, while acting on a global and turbulent scene. For this change Anderson (1993) speaks about six stages that characterize the shift from a traditional educational system to one that *"emphasizes interconnectedness, active learning, shared decision making, and higher levels of achievement for all students"*. During these stages the educational systems are not moving in a linear way, but rather in what Anderson labels a *"Brownian motion, going back and forth from one stage to another on the path toward an ideal situation"*. (Anderson, 1993) The six stages are: *Maintenance of the Old System, Awareness, Exploration, Transition, Emergence of New Infrastructure* and *Predominance of the New System* - and the whole process could be reinitiated depending on the new contexts experienced by the higher education institutions. Commitment is required along the way, with activities like building a strong foundation for change, facing and accepting the current reality, making explicit choices about the future, and bridging the gap between the current reality and the anticipated, desired future. (Stroh, 2015)

UNSTEADY CONCLUSIONS

What are the conclusions of this rather hurried and superficial journey through the challenges of the higher education in times of crises? Their nature is as eclectic and slippery as the challenges. We synthesized a list of issues on which, according to a system thinking perspective, higher education institutions should reflect, debate, and then initiate change:

1) Moral values-neutral versus moral values-based education for shaping professionals (rigorous specialists) and characters (humans), at the same time
2) Continuous splitting of specializations and degrees versus flexible, integrative, and interdisciplinary ones
3) Long term, rigid degrees versus short term, flexible, and micro-credentialized degrees
4) Prediction based on previous trends versus anticipation based on weak signals and intelligence scenarios in higher education
5) Competition for funds and students versus collaboration and togetherness in coopetition among higher education institutions from North and South, East and West
6) Writing and publishing for rankings and quantity versus writing and publishing for deep and less standardized, quality meaning
7) Preaching, praising and reporting versus doing and living the stated values and principles
8) Consumerism of themes and subjects, with a permanent run for "new" old concepts versus thoughtful reconsideration and application into practice of already known, yet forgotten subjects

9) "Fast-food" education and research versus "slow food" education and research, with real societal impact
10) Artificially inflated impact factors versus real assessment of quality in research
11) Artificial intelligence punitive versus Human moral and solutions for online monitoring of educational activities
12) Reactiveness versus proactiveness in designing the future of higher education.

Higher education's institutions are, through their nature, at the highest level of intellectual endowment and should proactively engage in this necessary process of reflection, followed as soon as possible by concrete choices and changes.

References

Amsler S., and Facer K. (2017), "Contesting anticipatory regimes in education: exploring alternative educational orientations to the future", *Futures,* Vol. 94, November 2017, p. 6-14.

Anderson B. (1993), "The stages of systemic change", *Inventing New systems,* Vol. 51, No 1, p. 14-17.

Bagautdinova N., Svirina A., and Novenkova A. (2015), "Development of Systemic Way Of Thinking In Contemporary Higher Education", *Procedia - Social and Behavioral Sciences,* No 191, p. 805-809.

Bayne S., and Gallagher, M. (2020), "Anticipating the near future of teaching", Twelfth Inter- national Conference on Networked Learning - Aalborg University, Denmark, https://www.research.ed.ac.uk/en/publications/anticipating-the-near-future-of-teaching

Becher T., and Trowler, P.R. (2001), *Academic Tribes and Territories Intellectual enquiry and the culture of disciplines, SRHE and Open University Press Imprint*, McGraw-Hill Education (UK), 238 p.

Blount S. (2019), “Five predictions about U.S. higher education in 2040”, *Forbes,* https://www.forbes.com/sites/sallyblount/2019/10/30/five-predictions-about-us-higher- education-in-2040/?sh=1be2b9357689

Büntgen U., Krusic P.J., Di Cosmo N. (2021), “Science in silence”, *Erdkunde,* Vol. 75, No 1, p. 61–63.

Capano G., Pritoni A. (2018), “Varieties of hybrid systemic governance in European Higher Education”, *Higher Education Quarterly,* special issue, DOI: 10.1111/hequ.12180

Castelle K.M., and Jaradat R.M. (2016), “Development of an Instrument to Assess Capacity for Systems Thinking”, *Procedia Computer Science* No 95, p. 80 – 86

Cederblom J., and Paulsen D. W. (2012), “*Critical reasoning: Understanding and criticizing arguments and theories”,* Boston: Wadsworth, 409 p.

Enwefa S., and Enwefa R. (2016), “Redefining the Future of Higher Education in the 21st Century: Educating and Preparing For Today and Tomorrow”, *International Journal of Innovative Business Strategies (IJIBS)*, Vol. 2, No 2.

Fazey I. (2010), “Resilience and higher order thinking*”, Ecology and Society*, Vol. 15, No 3, p.9, http://www.ecologyandsociety.org/vol15/iss3/art9/

Feigenbaum P. (2021), “Telling Students it’s O.K. to Fail, but Showing Them it Isn’t: Dissonant Paradigms of Failure in Higher Education”, *Teaching & Learning Inquiry*, Vol. 9, No 1, http://dx.doi.org/10.20343/teachlearninqu.9.1.4

Fransman J., Hall B., Hayman R., Narayanan P., Newman

K.,Tandon, R. (2021), "Beyond partnerships: embracing complexity to understand and improve research collaboration for global development", *Canadian Journal of Development Studies*, Vol. 42, No. 3, pp. 326–346, DOI: 10.1080/02255189.2021.1872507

Furstenberg F. (2020), "*University leaders are failing*", The Chronicle of Higher Education, May 19.

Goulart A.R., Liboni L.B., Lara B., Cezarino L.O, (2021), "Qualification as a societal challenge and the role of higher education from a system approach", *Higher Education Skills And Work-Based Learning, early access,* DOI: 10.1108/HESWBL-06-2020-0118

Jack A. (2020), "Weighing up business schools work on sustainability", *Financial Times,* https://www.ft.com/content/6b499b5b-76fc-4fee-9684-f8055e52c46e.

Jantzen C.A. (2020), "Two perspectives on togetherness: implications for multicultural education", *Multicultural Education Review*, DOI: 10.1080/2005615X.2020.1720136

Kempton L. (2019), "Wishful thinking? Towards a more realistic role for universities in regional innovation policy", *European Planning Studies,* doi10.1080/09654313.2019.1628183

Koopmans M. (2019), "Education is a Complex Dynamical System: Challenges for Research". *The Journal of Experimental Education*, doi10.1080/00220973.2019.1566199

Kroger J. (2020), "10 Predictions for Higher Education's Future", Inside Higher Education, https://www.insidehighered.com/blogs/leadership-higher-education/10-predictions- higher-education%E2%80%99s-future

Lazurko A. (2020), "What Will a PhD Look Like in the Future? Perspectives on Emerging Trends in Sustainability

Doctoral Programs in a Time of Disruption", *World Futures Review*, Vol. 12, No 4.
Locke W. (2021), "The future for universities should be evidence-based", *University World News*, https://www.universityworldnews.com/post.php?story=20210115123736954
MacGregor K. (2016) "Innovation in Higher Education is about Anticipation", *University World News*, https://www.universityworldnews.com/post.php?story=20161001091800271
Mason J. (2020) "Togetherness in Denmark: a view from the bridge", *Multicultural Education Review*, Vol. 12, No 1, p. 38-52, DOI: 10.1080/2005615X.2020.1720135
Morris L. V. (2017) "Reverse Mentoring: Untapped Resource in the Academy?", *Innovative Higher Education,* Vol. 42, No 4, p.285–287. doi:10.1007/s10755-017-9405-z
Pham D. (2019) "Education in 2050", *CMM Magazine*, http://www.cmmmagazine.com/cmm-articles/higher-education-in-2050/
Posselt T., Abdelkafi N., FischerL., Tangour C. (2018) *"Opportunities and challenges of Higher Education institutions in Europe: An analysis from a business model perspective", Higher Education Quarterly*, doi:10.1111/hequ.12192
Preston J.P., Ogenchuk M.J., and Nsiah J.K. (2014) "Peer mentorship and transformational learning: PhD student experiences", *Canadian Journal of Higher Education*, Vol. 44, No 1, p. 52 – 68
Reed M. S., Evely A.C., Cundill G., Fazey I., Glass J., Laing A., Newig J., Parrish B., Prell C. R., Stringer L.C. (2010) *"What is social learning?", Ecology and Society*, http://www.ecologyandsociety.org/volXX/issYY/artZZ/.
Reinholz D.L., Andrews T.C. (2020) "Change theory and theory

of change: what's the difference anyway?", *International Journal of STEM* Education, Vol. 7, No 2, https://doi.org/10.1186/s40594-020-0202-3

Stevens-Long J., Schapiro S.A., McClintock C. (2012) "Passionate Scholars: Transformative Learning in Doctoral Education", *Adult Education Quarterly,* Vol. 62, No 2.

Stowell F. (2020) "*Part two: the challenges of a soft systems inquiry. Integrating Husserl and Gadamer", Kybernetes, Emerald Publishing Limited*, 0368-492X, DOI 10.1108/K-05- 2020-0281

Stroh D.P. (2015) "Systems thinking for social change: a practical guide for solving complex problems, avoiding unintended consequences and achieving lasting results", Chelsea Green, 264 p.

Thomson A. (2005) "*Critical Reasoning. A practical introduction",* Taylor & Francis e- Library, 154 p.

Trowler P. (2011) "*GLOBAL: "*Rethinking academic tribes and territories", *University World News*, https://www.universityworldnews.com/post.php?story=20111111819340377

Van der Wende M. (2017) "Opening up: higher education systems in global perspective*", Centre for Global Higher Education working paper series*, working paper No. 22.

Weinberger D. (2011) "*Too big to know: Rethinking knowledge now that the facts aren't the facts, experts are everywhere, and the smartest person in the room is the room"*, New York, NY: Basic, 231 p.

Zait A., Andrei A.G., Stoian Bobalca C., and Tugulea O. (2017) "Empowering Civic Minded Citizens in Knowledge-Based Society", *European Conference on Knowledge Management*, p. 1051-1058.

Zait, A., Bratianu C., Vatamanescu E-M., Andrei A.G., Horodnic I.A. (2021) "Interdisciplinarity: A complexity approach towards academic research", *Systems Research*

and Behavioral Science, https://doi.org/10.1002/sres.2783
*** (2018). https://www.umultirank.org/press-media/umultirank-news/interdisciplinary- publications/, accessed June 15, 2021.
*** (2020). Towards a 2030 Vision on the Future of Universities in Europe, *EUA Policy Report,* https://rring.eu/wp-content/uploads/2020/10/KI0320599ENN.en_.pdf
of-Academic-Research-in-the-Knoledge-Society-Full-paper.pdf

Structures éditoriales du groupe L'Harmattan

L'Harmattan Italie
Via degli Artisti, 15
10124 Torino
harmattan.italia@gmail.com

L'Harmattan Hongrie
Kossuth l. u. 14-16.
1053 Budapest
harmattan@harmattan.hu

L'Harmattan Sénégal
10 VDN en face Mermoz
BP 45034 Dakar-Fann
senharmattan@gmail.com

L'Harmattan Cameroun
TSINGA/FECAFOOT
BP 11486 Yaoundé
inkoukam@gmail.com

L'Harmattan Burkina Faso
Achille Somé – tengnule@hotmail.fr

L'Harmattan Guinée
Almamya, rue KA 028 OKB Agency
BP 3470 Conakry
harmattanguinee@yahoo.fr

L'Harmattan RDC
185, avenue Nyangwe
Commune de Lingwala – Kinshasa
matangilamusadila@yahoo.fr

L'Harmattan Congo
67, boulevard Denis-Sassou-N'Guesso
BP 2874 Brazzaville
harmattan.congo@yahoo.fr

L'Harmattan Mali
Sirakoro-Meguetana V31
Bamako
syllaka@yahoo.fr

L'Harmattan Togo
Djidjole – Lomé
Maison Amela
face EPP BATOME
ddamela@aol.com

L'Harmattan Côte d'Ivoire
Résidence Karl – Cité des Arts
Abidjan-Cocody
03 BP 1588 Abidjan
espace_harmattan.ci@hotmail.fr

L'Harmattan Algérie
22, rue Moulay-Mohamed
31000 Oran
info2@harmattan-algerie.com

L'Harmattan Maroc
5, rue Ferrane-Kouicha, Talaâ-Elkbira
Chrableyine, Fès-Médine
30000 Fès
harmattan.maroc@gmail.com

Nos librairies en France

Librairie internationale
16, rue des Écoles – 75005 Paris
librairie.internationale@harmattan.fr
01 40 46 79 11
www.librairieharmattan.com

Lib. sciences humaines & histoire
21, rue des Écoles – 75005 Paris
librairie.sh@harmattan.fr
01 46 34 13 71
www.librairieharmattansh.com

Librairie l'Espace Harmattan
21 bis, rue des Écoles – 75005 Paris
librairie.espace@harmattan.fr
01 43 29 49 42

Lib. Méditerranée & Moyen-Orient
7, rue des Carmes – 75005 Paris
librairie.mediterranee@harmattan.fr
01 43 29 71 15

Librairie Le Lucernaire
53, rue Notre-Dame-des-Champs – 75006 Paris
librairie@lucernaire.fr
01 42 22 67 13

www.ingramcontent.com/pod-product-compliance
Lightning Source LLC
LaVergne TN
LVHW011306061026
849535LV00005B/1421
* 9 7 8 2 3 3 6 4 6 3 3 7 7 *